I Rivoluzionari della Risata

Salvare il mondo con l'ilarità

Interviste

e aneddoti

Testimonianze

e racconti

Tradotto dall'inglese da Loretta Bert

a cura di Jeffrey Briar
Direttore del Laughter Yoga Institute di Laguna Beach, California USA

I Rivoluzionari della Risata – Salvare il mondo con l'ilarità

Della *Rivoluzione della Risata: Come la Risata salverà il Mondo*
di Jeffrey Briar

ISBN 978-1511591249

Creative Arts Press
790 Manzanita Drive
Laguna Beach, California USA
(949) 376-1939   www.JoyfulB.com   Jeffrey@LaughterYoga.org

CONTENUTI

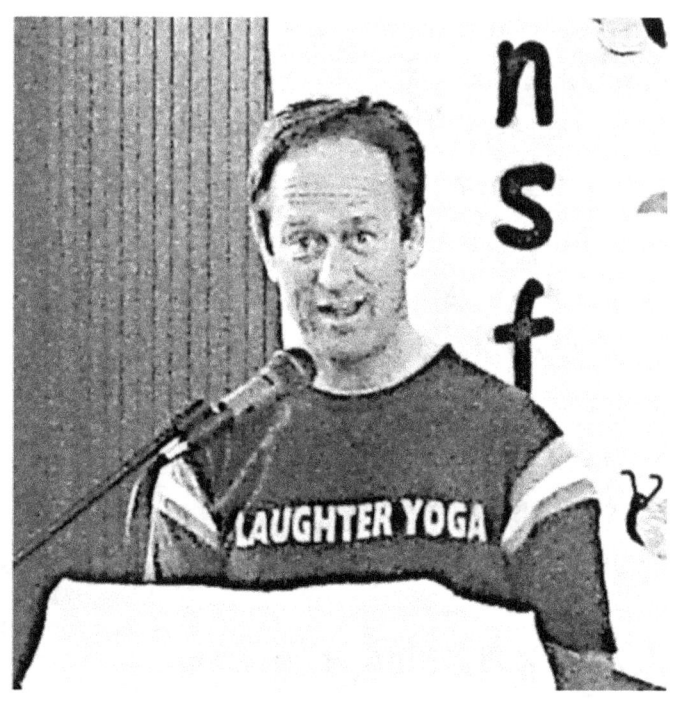

L'Autore
mentre parla della relazione tra risata e amicizia per W.I.N.G.S.
(Women in God's Service, *Donne al servizio di Dio*)
California, USA 2007

Prefazione

Mentre preparavo *La Rivoluzione della Risata*, ho avuto il piacere e il privilegio di parlare con persone che ammiro profondamente e che si sono attivate per portare gioia, in modo semplice e responsabile, a un mondo che ha un grande bisogno di aprire il cuore alla leggerezza e alla pace.

Patch Adams, il Dottor Kataria e sua moglie Madhuri, Presidenti di Associazioni, Pastori e Uomini di Fede, Amici e Colleghi hanno dato un prezioso contributo, dedicando tempo, parole e ricerca alla realizzazione di questo libro. Nelle pagine che seguono, spero che il lettore trovi una fonte di ispirazione, di divertimento e di fascino, proprio come è capitato a me, avvicinandomi a queste persone, così piene di passione e di amore per la risata. Mi auguro che gli autori di queste storie mi considerino sempre un amico, così come loro lo sono per me.

Il consiglio di Karyn Buxman mi ha aperto gli occhi sulla relazione mentore/discepolo come mai prima d'ora, e il mio cuore è stato toccato profondamente dal racconto di come ridere abbia salvato i potenziali naufraghi dell'affettività, incontrati da Kathryn Burns, per non parlare del "Professor Rick" (lo chiameremo così, visto che preferisce mantenere l'anonimato).

Il racconto di risate terapeutiche che hanno avuto esiti miracolosi con molti pazienti, la cui sorte era considerata senza speranza, ha rinforzato la mia convinzione che la risata abbia un grande potenziale per la salvezza del mondo: può agire su intere popolazioni, oppure su una piccola anima alla volta.

Possano le parole di questi Rivoluzionari della Risata – tutti carissimi amici – darvi molto su cui riflettere e (soprattutto!) ridere.

Jeffrey Briar
Orlando, Florida USA April 2011

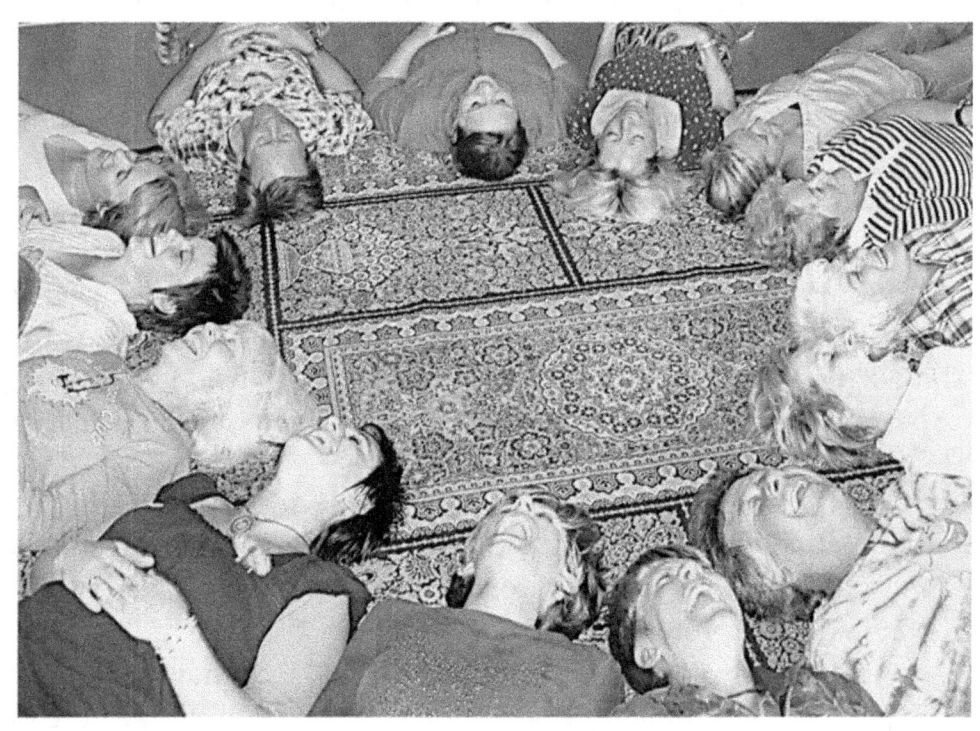

Meditazione della Risata (Sdraiato)
Austria, 2007

Vogliamo la rivoluzione della sanità, adesso!

Intervista con il Dottor Patch Adams

Creare un contesto per la salute

JB: Hai detto di recente "L'amicizia è la miglior medicina." Eppure, il medico di solito è visto con un po' di paura, come quello che ti dà cattive notizie. I pazienti pensano: "Oh no! Devo andare dal medico!". Invece, potremmo pensare al dottore come a qualcuno che ci fa stare bene, tanto che potremmo dire: "Che bello! Sono riuscito ad avere un appuntamento col Dr. Ciarlatani!". Che cosa occorre perché trasformiamo la nostra percezione del medico, passando dalla paura alla gioia?

Patch Adams: Dobbiamo sbarazzarci del sistema capitalista. La medicina è diventata un business, e il business è epidemico come la bramosia. Il medico è ostaggio dell'MBA, degli avvocati e delle multinazionali. Si è creato un contesto in cui anche per il dottore più fantastico, meraviglioso e cordiale diventa difficile provare gioia nella pratica della medicina. Quando il servizio di cura diventerà gratuito per tutti, quando un professionista della salute potrà dedicare il proprio tempo al paziente, quando non sarà costretto a compilare una enorme quantità di moduli o non dovrà preoccuparsi eccessivamente delle assicurazioni, allora forse potrà davvero concentrarsi su ciò che più conta: condividere la compassione.

JB: La compassione ha potere di guarigione?

PA: Penso alla compassione come contesto. Nell'ospedale che realizzammo trentotto anni fa, il personale doveva essere felice, divertente, amorevole e cooperativo, creativo e premuroso; un *contesto* in cui si offrono cure. Non sono le terapie, non è la medicina; è la comunità umana della salute. Non riesco a immaginare come sia possibile consentire a un professionista della salute di lavorare, se non mosso dalla compassione.

JB: Nella cultura americana la maggior parte del personale infermieristico è di sesso femminile, mentre la maggior parte dei medici è di sesso maschile. Questo ha qualcosa a che fare con il fatto che si incoraggi o meno la compassione?

PA: Purtroppo, il capitalismo ha distrutto la pratica della medicina al punto che le infermiere o gli infermieri non sono capaci di esserlo fino in fondo. Il personale è sottodimensionato, e c'è la tendenza a spingere il personale paramedico a fare il lavoro del medico piuttosto che il proprio. Le donne hanno una maggiore predisposizione a prendersi cura degli altri, a offrire amore e tenerezza, mentre la maggior parte degli uomini non riesce a condividere questo atteggiamento. Il contesto attuale, modellato sul "business", sta distruggendo tutti gli aspetti della medicina, concentrandosi sulla volgare bramosia di denaro. Su questo punto, funziona benissimo. E ciò non riguarda soltanto gli Stati Uniti; non c'è nessun ospedale felice al mondo.

JB: Tranne forse il Gesundheit Institute in una bella giornata.

PA: Se fossimo aperti, ci sarebbero *soltanto* buone giornate. Insisto su questo punto del contesto. Un altro grosso problema è costituito dalla gerarchia. Questa è una cosa perniciosa e cancerogena in *tutte* le relazioni umane. In un ospedale, le persone temono e rispettano il dottore, mentre ignorano il personale addetto alle pulizie.

JB: I rari momenti di gioia in un ospedale sono quelli in cui il medico dà le notizie che il paziente desidera sentire, che non necessariamente sono soltanto buone notizie. Questi momenti, però, sono rari, perché l'intero sistema è pensato per diagnosticare la malattia, quindi, per lo più, per dare cattive notizie al paziente.

PA: In effetti, non credo che il problema stia nel fatto che le notizie siano buone o cattive. La compassione può essere esercitata nell'uno e nell'altro caso. La felicità non può (nel contesto medico) concentrarsi sul tipo di notizia da dare. Si può promettere cura, non si possono promettere risultati; anche negli ospedali più volgarmente avidi di denaro ci sono professionisti che si adoperano per mettere amore in ciò che fanno.

Gesundheit: Un modello per la libertà

JB: Come sarebbe il sistema medico dopo la rivoluzione di Patch Adams?

PA: E' sciocco cercare di essere come qualcos'altro, e noi non siamo da copiare. Siamo uno stimolo per la gente, perché si possa dire: "Caspita! Stanno operando perfettamente in linea con le proprie intenzioni. Come farei io questa cosa, nello specifico?"

JB: Una ispirazione perché le persone trovino il proprio modo di esprimersi.

PA: Volevamo creare un modello che fosse di esempio, dove fosse possibile affrontare ogni problema relativo alla cura della persona e fornire una risposta. Quindi, per noi, ciò significa: niente parcelle, niente rimborsi da terze parti, nessuna assicurazione contro la cattiva pratica, colloqui iniziali di tre/quattro ore con i pazienti, integrazione di tutte le forme di terapia. Il personale addetto alle pulizie e il chirurgo percepiscono lo stesso compenso: $300.00 al mese. Non ci sono né ruoli né gerarchie, mentre c'è integrazione di arte, artigianato, agricoltura e natura, formazione, ricreazione, servizio sociale; un eco-villaggio dove il personale a tempo pieno e i pazienti vivono insieme.

JB: E questo è un modello per il resto del mondo, di cui si può dire: "Bene, qui, in questa comunità, funziona" e la gente può prendere ispirazione e scegliere che cosa potrebbe funzionare nella propria comunità di appartenenza.

PA: Non siamo troppo interessati al fatto che si prenda spunto e si scelga. Stiamo cercando, piuttosto, di far risorgere l'intelletto. Crediamo che la televisione e i sistemi che manipolano il mondo abbiano come obiettivo l'assenza di pensiero. Vogliono consumatori, non esseri pensanti. Noi, al contrario, vogliamo che la gente dica "Ehi! Questi fanno ciò che vogliono. Che cosa voglio *io*?"

JB: Mi è sembrato di capire che in Cina il medico venga pagato quando il paziente sta bene; quando, viceversa, il paziente si ammala, il dottore non riceve alcun compenso..

PA: Questo è più in linea con lo stile di un medico a piedi scalzi piuttosto che con lo stile della pratica allopatica. Nel mio mondo, senza violenza e senza ingiustizia, dove la *comunità* è la struttura in cui operano le persone, sono proprio le comunità a farsi carico dei problemi di salute, a prendersi cura degli anziani e dei disabili, a rispettare l'ambiente. Tutto è opera della comunità.

JB: La comunità stessa, il senso di amicizia e di sostegno che ha a che vedere col "siamo coinvolti tutti insieme", questa è una terapia strepitosa.

PA: Ci sono studi che hanno dimostrato come l'avere una sana comunità intorno a te sia il mezzo migliore per sopravvivere a una crisi cardiaca.

JB: E questo tipo di comunità che hai in mente aiuterebbe le persone, in qualunque condizione, a uscire dalle malattie o a mantenersi in salute.

PA: Potremmo vedere il nostro progetto come uno stratagemma; il bisogno di essere ricoverati in ospedale diventa l'occasione per essere catapultati in una sorta di università della cultura umana, un eco-villaggio dove le persone vivono in una maniera diversa e, a questo punto, il nostro paziente potrebbe domandarsi se vuole davvero ritornare allo stile di vita precedente.

La ricompensa è l'amicizia

JB: Hai avuto occasione di sperimentare il tipo di club della risata che il Dr. Kataria promuove, dove si praticano la risata incondizionata e la giocosità?

PA: Lo vivo.

JB: Mi piace citare una frase che usasti parlando a Cornell, dicesti "L'amicizia è la miglior medicina." In base alla tua esperienza, questo tipo di risata incondizionata è in grado di generare amicizia?

PA: Decisi di vivere in amicizia quando avevo 18 anni e "ho fatto lo stupido" ogni giorno della mia vita adulta, perciò non mi importa perché si ride.

JB: *La clownerie è un modo che ti aiuta a sostenere questo tipo di "stupidità" e ad alimentare sentimenti di gioia e di condivisione. La gente ti ammira perché hai avuto il coraggio di fare ciò che di solito non si osa: il clown spesso è la persona che non viene presa sul serio, quello che è lasciato dalla ragazza, che non è ben pagato... Si dice che molti clown provino dolore nella propria vita. Che cosa spinge a diventare clown?*

PA: I giornalisti spesso mescolano un po' di cose per fare notizia. Si cerca di creare interesse evocando l'infelicità; il pagliaccio è quello che "piange dentro di sé...", come nel film "Lo spettacolo più bello del mondo" con Jimmy Stewart, per non parlare di tutte quelle immagini di clown con una lacrima sul volto... Un sacco di spazzatura. Non sono d'accordo. Faccio il clown perché mi diverto.

Non credo si possano fare affermazioni in generale sul perché uno decida di darsi alla *clownerie*. Mi rattrista il fatto che il clown in ospedale stia diventando una professione, e che si debbano fare provini o test per essere etichettati come bravi o cattivi pagliacci, o addirittura pagliacci certificati; anche questa per me è spazzatura. Ora, se vuoi fare il pagliaccio in un circo o in qualche show, va bene; ma se vuoi usare la *clownerie* come terapia, l'idea che qualcuno debba stabilire se lo puoi o non lo puoi fare, come volontario, se tu possa avere compassione o no...questo fa schifo.

JB: *I clown dovrebbero essere liberi.*

PA: Non voglio fare affermazioni come questa, ma *potrebbero* esserlo.

JB: *I clown **potrebbero** essere liberi.*

PA: Se *vogliono* esserlo. Noi accogliamo chiunque desideri essere volontario e clown con noi; non scartiamo nessuno. Poiché l'abbiamo fatto con oltre quattromila persone, abbiamo incontrato individui di ogni genere fra i tre e gli ottantotto anni di età, provenienti dai più svariati percorsi di vita. Ognuno porta con sé la propria esperienza. Si scopre di essere divertenti, messi di fronte a tanta sofferenza.

JB: Vuoi dire che trovarsi in una comunità dove si tocca con mano tanta sofferenza aiuta a tirar fuori il clown che c'è in te?

PA: Vesti da clown persone che mai si sono esibite prima d'ora e che mai avrebbero pensato di avere il talento per far ridere gli altri, li porti in un ospedale dove ci sono bambini che stanno morendo e…queste persone non ce la fanno a restarsene lì con le mani in mano. Qualcosa viene fuori per forza. Ricordo una donna con un piumino per la polvere, che trascorse due intere settimane, da otto a dieci ore ogni giorno, spolverando pazienti. Era diventata bravissima.

JB: Bravissima a spolverare? O bravissima nel far ridere la gente e nel portare gioia con la sua presenza giocosa?

PA: Non cerco di far credere alle persone che il loro obiettivo sia la risata o la gioia, ma l'*impegno*. Non puoi essere responsabile di come l'altro risponderà. Ancora, non mi interessa far sentire le persone sotto esame. L'importante è che si impegnino. Questo è ciò che conta.

Clown nel mondo

JB: Per quanti anni hai viaggiato come clown in Russia?

PA: Questo è il ventiquattresimo anno [2008]. Abbiamo aggiunto altre destinazioni in quindici anni.

JB: Dove sono andati i gruppi di clown?

PA: Sono arrivati nelle zone più remote, nei campi profughi. Ho fatto il clown in 66 paesi. Quest'anno, due viaggi ad Haiti, uno in Ecuador, uno in Sicilia, uno in Amazzonia, un altro in Giappone, uno in Romania, uno in Russia.

JB: Quale obiettivo hanno questi viaggi? Cerchi i luoghi dove la gente soffre?

PA: Mi interessa la gente benestante che viene a trovarsi in condizioni di povertà. Per questo, porto la gente nei paesi poveri e idealmente andiamo dove tutto costa meno che nei paesi ricchi, e offro loro una quantità impressionante di esperienza: negli ospizi, nelle metropolitane, nelle strade, negli ospedali, negli orfanotrofi, nelle carceri, nelle case di cura.   Quest'anno alcuni studenti universitari hanno fatto un viaggio ad Haiti.

JB: Allora l'obiettivo era l'impegno. Non si tratta di ridere. Si tratta di mettere in contatto le persone fra loro

PA: Voglio rovesciare il capitalismo, quindi un obiettivo importante consiste nel far capire alle persone le conseguenze del denaro come sistema di valori. Voglio dar loro anche l'opportunità di essere matti per due settimane!

La maggior parte della gente si irrigidisce quando raggiunge l'età adulta; vado in posti dove si soffre e ho bisogno di volontari.

Ehi, Mondo: Apri le orecchie!

JB: Se avessi un solo minuto a disposizione, che cosa diresti al mondo?

PA: Cerco di cambiare il nostro sistema di valori globali: invece del denaro, inteso come unico riferimento, mi baserei sulla forza della compassione e della generosità. Ma sono anche convinto che, fino a quando non ci saremo sbarazzati del sistema capitalista, della violenza, dell'ingiustizia, non avremo speranze di sopravvivere, in quanto esseri umani, a questo secolo. Sto dedicando me stesso a rendere la compassione e la generosità base del nostro sistema di valori.

JB: Il tuo collega, il Dr. Andrew Weil, ha detto che, se ci fosse la possibilità di prescrivere una sola terapia ai propri pazienti per mantenersi in salute, questa pratica sarebbe: lavorare sul proprio respiro. Quale è la terapia che Patch Adams raccomanderebbe per migliorare la salute e la qualità della vita?

PA: Farsi sommergere dall'amicizia. Avere decine di migliaia di amici.

Trascritto da Kathryn Burns

"Lasciati sommergere dall'amicizia. Cerca di avere decine di migliaia di amici." -- Patch Adams, M.D.

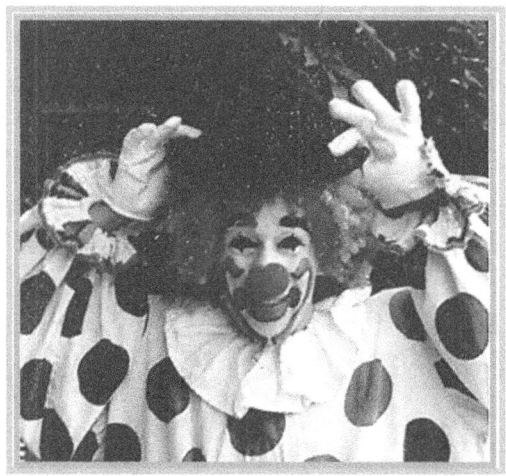

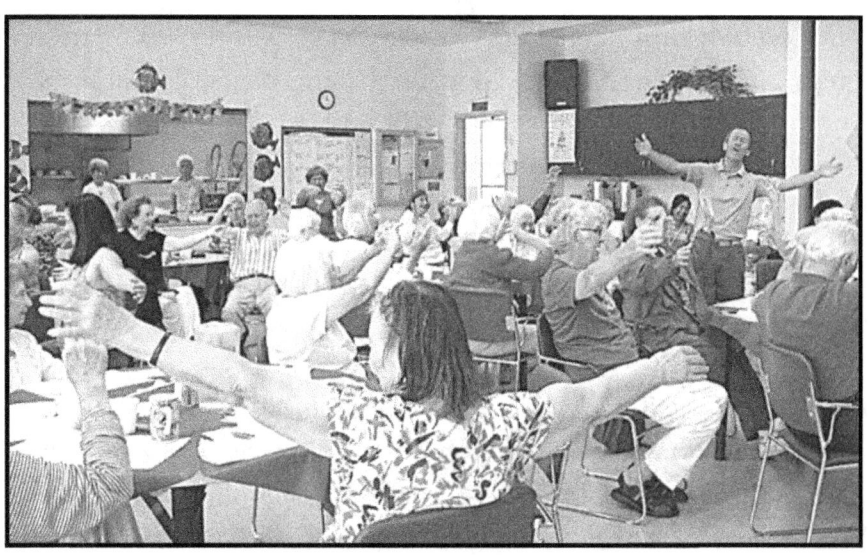

Risata di cuore

L'infermiera attivista che promuove la comicità come terapia e come misura preventiva per una buona salute

Una conversazione con Karyn Buxman

La comicità come forza per la guarigione

Jeffrey Briar: In qualità di infermiera, come descriveresti il potere terapeutico della risata e della comicità?

Karyn Buxman: Ho svolto una ricerca su questo argomento, all'università, e ho preso in considerazione i benefici della comicità per la salute e per la comunicazione. Esistono diverse funzioni della comicità: la funzione psicologica, quella sociale, quella legata alla comunicazione, e poi ci sono gli effetti fisiologici.

Dal punto di vista psicologico, l'umorismo è uno dei meccanismi che permettono di gestire al meglio la propria salute. Ci sono molte cattive abitudini che mettono la gente di fronte allo stress e all'ansia: fumare, mangiare troppo, fare abuso di alcol, lavorare eccessivamente e così via. La comicità ha il potere terapeutico di far diminuire l'ansia e di rendere più facile la gestione dello stress.

Anche l'aspetto sociale è molto importante, perché chi è sotto stress o è malato, spesso tende a isolarsi. A volte si tratta proprio di una scelta personale, ma altre volte non è nemmeno così. La comicità, il ridere rafforzano le relazioni, creano nuovi legami.

Dal punto di vista fisiologico, molti sono gli aspetti che entrano in gioco. Mentre la ricerca è carente in qualche area, sta crescendo in altre. Sappiamo che si ottengono benefici aerobici, respiratori e per il sistema immunitario; ci sono anche benefici per l'apparato digerente. Il potere curativo è dovuto anche al solo fatto che la comicità rappresenta una distrazione, e crediamo ci siano ulteriori effetti chimici sull'organismo. Non sappiamo con certezza se ci sia o no produzione di endorfine, ma certamente ci sono risposte che assomigliano a quelle generate dalle endorfine.

La cosa bella dell'umorismo e della risata è l'approccio altamente integrato. Si tratta di un approccio olistico, che non ha a che fare con il tipico modello medico, "individua ciò che non funziona e riparalo." La comicità considera tutti gli aspetti della persona.

JB: Potresti condividere con noi un caso apparentemente senza speranza, in cui la comicità e il ridere hanno dimostrato il proprio valore terapeutico?

KB: Al termine di un workshop di risate durato un'intera giornata, si è presentata da noi una donna. Sembrava molto sorpresa mentre ci raccontava come, nel partecipare al corso, le fosse parso di risorgere, al punto da dimenticarsi completamente del proprio dolore fisico. Soffriva di un male cronico, e aveva molta paura di dover affrontare un grande disagio. Alla fine della giornata, aveva capito che non avrebbe avuto bisogno di cure e che si sentiva bene. Aveva partecipato al workshop senza aspettarsi nulla, tuttavia era rimasta stupefatta dal risultato ottenuto.

Ne sento parecchie, di notizie come questa: in tutto il paese c'è gente che dice di aver meno bisogno di interventi farmacologici, o di non aver più bisogno di alcun trattamento.

Attraverso una carriera di successo come oratore

JB: Come oratore, con quale frequenza devi viaggiare? Hai sempre chiaro ciò che desideri ottenere in qualità di speaker professionale?

KB: Il mio obiettivo è fare una quarantina di presentazioni all'anno. Ci sono colleghi che considerano questo numero insufficiente. C'è gente che ne fa un centinaio e anche di più. Ma, arrivata a questo punto della mia vita, per me, che vivo nel sud della California, quaranta volte all'anno sono abbastanza.

Mi considero fortunata per essere andata avanti così da una ventina di anni e ho anche raggiunto un buon livello di riconoscimento come speaker. Ho ottenuto la certificazione come speaker professionale e, nel 2001, sono stata invitata allo *Speaker Hall of Fame*; perciò, mi sento soddisfatta e ne sono contenta. Amo fare questo lavoro e, quando smetterò di divertirmi, troverò qualcos'altro da fare. Finora, da vent'anni a questa parte, ho mantenuto sempre lo stesso entusiasmo.

JB: Immagina che qualcuno decida di intraprendere la tua stessa carriera. Supponiamo si tratti di qualcuno dotato di esperienza, professionalità, e così via. In quanto tempo, secondo te, è realistico aspettarsi di ottenere successo come oratore?

KB: Ho sentito dire che "questo è un metodo molto difficile per guadagnarsi da vivere," e credo sia vero. Per chi agisce per proprio conto, probabilmente, occorrono circa tre anni prima di ottenere un minimo di riconoscimento. Una carriera come speaker richiede sempre un certo grado di proattività, ma nei primi due-tre anni è necessario essere molto proattivi: bisogna lavorare molto a fare marketing di se stessi, a creare visibilità e credibilità.

In questa situazione, è probabile che, agli inizi, si debba investire molto più di ciò che si ricava. Per avere successo, occorre essere presenti in rete, sui siti web, produrre materiale di marketing, video dimostrativi, tutte cose che si possono usare per capire se siete più o meno adatti a quel tipo di pubblico. Tutto ciò costa denaro, e se, per giunta, vi mettete a pagare dei collaboratori…

Potete sicuramente farlo per conto vostro all'inizio; molti si gestiscono da soli per tutta la propria carriera. Quando davvero non ce la fate più, potete pensare di farvi aiutare da qualche collaboratore, che, ad esempio, si occupi della parte amministrativa, ma dovete investirci denaro. Se cominciate a lavorare con una società, è fantastico: si occupano loro del marketing e vi dovete solo concentrare sulla vostra abilità specifica. Anche in questo caso, però, dovete corrispondere una commissione alla società che vi procura i clienti (generalmente la percentuale oscilla tra il 25 e il 30%), il che, ovviamente, può ridurre, anche in maniera consistente, i vostri guadagni. Così, direi che ci vogliono da tre a cinque anni; se ci lavorate seriamente, possono bastare forse tre anni soltanto.

JB: Quali sono gli strumenti di marketing più potenti ed efficaci?

KB: Il video demo mi è servito più di ogni altra cosa. Permette alla gente di avere qualcosa in mano per valutarti. Se ti fai pagare duemila dollari, i clienti non sono inclini a fidarsi di te basandosi solo sulla tua parola, e forse nemmeno sul sentito dire. Preferiscono avere un esempio di come lavori.

JB: Il video contiene un estratto di un tuo lavoro o si tratta di una intera presentazione?

KB: Generalmente, si dice che un video non debba durare più di dieci minuti. Ma molti fanno eccezione a questa regola. Conosco un oratore il cui video demo consiste in una presentazione intera. Se la gente dice " Non voglio vedere una presentazione così lunga", lui risponde " Va bene, allora guardatela per un paio di minuti". Ma io lavoro con diverse società di servizi e ne ricevo molti feedback, così come ricevo feedback dai miei clienti. Preferiscono, per lo più, una combinazione di estratti brevi in situazioni diverse (per capire come mi pongo di fronte a diversi tipi di pubblico) insieme a un paio di esempi di una storia che racconto, così da avere un'idea della mia capacità di catturare l'attenzione. Con la tecnologia di cui disponiamo oggigiorno, possiamo predisporre facilmente un dvd o un sito web, così da offrire un esempio che duri una decina di minuti, insieme con qualche clip addizionale o una storia un po' più lunga (magari sotto forma di "risorsa gratis"). Se andate a visitare il mio sito web, www.karynbuxman.com, vi trovate un video demo su cui potete cliccare con il mouse. Dura dieci minuti, e mostra diverse situazioni. Una cosa ancora: pubblicate almeno una foto che vi mostri di fronte a un grosso pubblico, in modo che si possa vedere che avete lavorato di fronte a gruppi di diverse dimensioni.

Oggi, se vuoi essere preso sul serio come oratore, devi avere un sito web. Questo è quello che un tempo si sarebbe chiamato il "kit di marketing". Qualche anno fa, si usavano le brochure con le tue competenze, le tue referenze, i prezzi, le testimonianze... tutta questa roba. Ora, invece di avere questo materiale cartaceo, hai tutto nel sito web, e la gente può avere accesso facilmente a "tutto ciò che hai bisogno di sapere ma che non oseresti chiedere". Tutto tranne i costi.. Molti oratori preferiscono non esporre i propri prezzi sul sito web. Magari forniscono un ordine di grandezza, ma non una cifra precisa. Spesso, questo trucco può essere usato per poter gestire direttamente la negoziazione economica. Non si tratta di nascondere i propri costi, quanto piuttosto di arrivarci, una volta definiti i bisogni reali.

Un'altra cosa che ho fatto, e che ritengo utile, è stato aumentare la mia visibilità in termini di esperienza. Per un certo numero di anni ho prestato servizio volontario come editor per l'Associazione della Comicità Terapeutica Applicata (Association for Applied and Therapeutic Humor). Così ho portato il mio nome di fronte alla gente, e questa cosa mi ha aiutato molto a farmi conoscere, aiutando, nel contempo, molte persone. Ero davvero proattiva. Molti erano proprio interessati, affascinati e coinvolti in quell'organizzazione..

JB: Puoi parlarci dell'organizzazione?

KB: L'Associazione è il luogo dove si dà visibilità ai professionisti che credono nell'importanza della comicità e del ridere. Ci sono tre gruppi principali nella AATH: personale di cura alla persona, educatori, oratori. Ci sono altri tipi di professionisti nell'organizzazione, ma queste sono le tre categorie più importanti.   AATH è il posto dove andare, se ci si vuole mettere in relazione con chi si occupa della ricerca e delle pratiche che riguardano la comicità e il ridere. E' una grande organizzazione, in grado di fornire due cose basilari: formazione e una comunità. Così, se volete conoscere le risposte ai vostri interrogativi, potete rivolgervi a chi opera in questa organizzazione, o consultare il sito web www.aath.org.. Se siete membri della comunità, avete accesso a una miriade di articoli e risorse che vi metteranno direttamente in contatto con l'informazione che cercate, o con le persone giuste, che vi potranno meglio indirizzare verso la vostra soluzione.

JB: Essere membro della AATH ha portato un beneficio diretto alla tua carriera o alla tua formazione?

KB: E' stato grazie ad AATH che ho conosciuto Kathy Passanisi, Patty Wooten e gli altri. Per Kathy e per me è stata un'esperienza molto coinvolgente: io ero Editor e lei era Presidente. Mi ha fatto da mentore nel settore del "public speaking" e mi ha aiutata a mettermi in contatto con le persone che avrebbero potuto ingaggiarmi. Presentandomi come Editor alla AATH, avevo maggior credito presso le persone che contavano, nel settore. Per esempio, nella Associazione Nazionale degli Oratori (National Speakers Association) c'era qualcuno che si occupava dello "Humor PEG," un particolare gruppo professionale. Questa persona, nella fattispecie, era quasi una celebrità nell'organizzazione, ma ricordo che venne ugualmente da me e mi disse "Vedo il tuo nome nella newsletter di AATH e penso che ciò che hai da dire sia importante.

Ti presento qualcuno che ha bisogno di sentire il tuo messaggio." E mi mise in contatto con un ufficio, che prese in considerazione il mio lavoro.

A volte il problema è che non necessariamente gli uffici vogliono lavorare con te finché tu non hai bisogno di loro [perché il tuo servizio è già offerto da qualcuno]. Questa persona mi mise invece in contatto con un ufficio che, se non fosse stato per il suo intervento, non mi avrebbe nemmeno concesso un appuntamento per presentarmi. Quando la direttrice di questo ufficio vide il mio lavoro, mi presentò, a sua volta, altri suoi amici, e subito cominciai a ricevere diverse prenotazioni. Fu un susseguirsi di eventi a cascata, ma ricordo che tutto ebbe inizio grazie ad AATH e alle newsletter, quindi al passaparola che ne seguì. Il Journal of Nursing Jocularity (rivista per chi si occupa di assistenza infermieristica attraverso la giocosità, n.d.t.) fu un altro elemento importante della mia carriera, perché ancora una volta mi offriva visibilità. Ecco un altro punto fondamentale: la divulgazione su carta stampata e/o su internet, importante per farsi notare. JNJ (Journal of Nursing Jocularity) uscì regolarmente tra il 1991 e il 1998 ed era la sola rivista umoristica per infermiere e professionisti della cura alla persona. Fu per me una base, quattro volte all'anno, per mettermi di fronte al mio mercato di nicchia. Doug Fletcher era l'editore, un leader in questo campo, eccellente per promuovere la comicità presso il personale di assistenza. Doug era un ottimo mentore e fu di grande aiuto a molte persone che volevano iniziare la propria carriera in questo settore. In suo onore è stato istituito un premio alla carriera con la AATH. Doug e quattro colleghi avrebbero dovuto tenere una presentazione sulla comicità ad Albany New York, quando un auto-articolato ebbe un guasto ai freni e piombò loro addosso: nessuno uscì vivo da quel terribile incidente. Fu così che la rivista sospese la pubblicazione nel maggio del 1998. Ma, mentre ne stiamo parlando, ora, dieci anni dopo, sto facendo rivivere quella rivista. Puoi dare un'occhiata al sito www.journalofnursingjocularity.com. Stiamo per far rivivere quel mito nel ventunesimo secolo, vorremmo uscire mensilmente, e aggiungeremo un .pdf trimestrale, oltre a una edizione speciale su base annuale.

Anche la National Speakers Association ha avuto per me un ruolo importante. Hanno un pochino cambiato i loro requisiti; ora, credo sia necessario avere venti incarichi retribuiti per diventare membro professionista. Però, consentono, anche a chi non è membro, di partecipare a molti meeting, e possiedono anche un'accademia (la Speakers Academy), che offre la possibilità di farsi conoscere a tutti coloro che aspirano a diventare professionisti. Personalmente, incoraggio non solo a entrare nell'associazione, ma a partecipare *attivamente*.

La relazione mentore/discepolo

JB: Quanto è importante avere un mentore? Come si fa a individuarne uno?

KB: Ho cominciato a sentir parlare di mentori quando ero al liceo e da una fonte insolita: stavo ascoltando un nastro di Zig Zigler che qualcuno mi aveva prestato (perché all'epoca guidavo per lunghi tragitti). Uno dei suoi suggerimenti per aver successo – oltre a definire bene gli obiettivi – era proprio trovarsi un mentore; qualcuno che ti supporti nell'arrivare dove vuoi tu. La sola persona che conoscessi in grado di farlo si chiamava Melody Chenevert.

Melody era una autrice e una speaker di successo nell'ambito infermieristico. Avevo frequentato uno o due dei suoi seminari, l'avevo trovata molto coinvolgente, a avevo pensato "Questo è il tipo di persona che vorrei diventare, crescendo." Seguii un seminario nel quale Melody teneva un discorso e feci qualcosa di avventato: mi avvicinai e le dissi "Da grande voglio fare quello che fa lei." Mi invitò a pranzo. Melody fu molto gentile, mi ascoltò con attenzione, e mi incoraggiò. Avrebbe ripetuto quel seminario il giorno dopo per un pubblico differente, così (spronata da un paio di amici) la mattina successiva ritornai portandole un po' del mio materiale da visionare, chiedendole di darmi un suo giudizio. Se ci ripenso, era come se le volessi mostrare i filmini fatti in casa. Lei mi richiamò dopo tre-quattro settimane, aveva guardato il materiale e mi chiedeva se ero disponibile a parlare a un gruppo nel mese di luglio.

Ero eccitatissima dalla proposta. C'era bisogno di qualcuno che parlasse della comicità (era un argomento che cominciava a destare interesse) e avevano contattato Melody, che aveva risposto "Sono divertente, ma non tengo discorsi sulla comicità". Pensava che potesse andar bene per me. Mi presentò quelle persone – era il mio primo incarico di quella portata. E andò molto bene, feci un buon lavoro. E *poiché* fu un buon lavoro, continuò a parlare di me in giro, così, ben presto, mi trovai catapultata a un livello più alto.

Ogni anno investo nel coaching. Una delle astuzie che ho imparato dal coaching consiste nel considerare gli incarichi che ho avuto e farne una genealogia al contrario; cioè, torno indietro sui miei passi e chiedo a me stessa "Da dove è venuto tutto questo?" E quando faccio così, mi accorgo che un numero significativo è venuto dalle mie referenze, attraverso il passaparola. Si tratta di gente che ho incontrato attraverso la National Speakers Association. Perciò, se è possibile, voglio assicurarmi che gli altri oratori abbiano una opportunità di vedermi tenere una presentazione, e mi piace assistere alle presentazioni degli altri; perché sono convinta che l'essere l'uno referenza dell'altro sia un modo molto efficace e di successo per arrivare di fronte a un pubblico. Ho dato buone referenze a molte persone, dopo aver avuto l'opportunità di vederle al lavoro. Non posso presentarmi anno dopo anno sempre allo stesso pubblico; vorrei magari tenere una presentazione ogni due anni, ma nel frattempo, posso mandare qualcun altro di cui mi fido. C'è molta gente che mi contatta e che non ha le possibilità economiche per un mio discorso, così finché la situazione non cambia e loro non sono in grado di sostenere la spesa, è una specie di *win/win* per me aiutarli a trovare qualcuno in grado di fare, a un prezzo inferiore, un buon lavoro Se posso, presento sempre qualcuno che ho visto lavorare bene.

JB: *Perché se mandi qualcuno in grado di fare un buon lavoro, ciò migliora anche la tua reputazione: tu conosci il lavoro di qualità, così le persone possono fidarsi di te se vogliono avere la stessa qualità.*

KB: E lo apprezzano, davvero. Tu cerchi di farli sembrare degli eroi e di facilitarne il lavoro, e loro se ne ricorderanno. In qualche caso, l'anno dopo o due anni dopo, mi sono sentita dire "Caspita, abbiamo avuto un finanziamento", o uno sponsor o qualcosa di simile, "abbiamo apprezzato il tuo aiuto e ora siamo nelle condizioni di poterti ingaggiare." La mia reazione, a questo punto, è "Fantastico!"

JB: *Immagina che qualcuno voglia te, Karyn, come proprio mentore. Come vorresti che si approcciassero a te, in modo da avere davvero una chance?*

KB: Quando si cerca un mentore, ci sono un paio di cose da tenere a mente. Prima di tutto, il tempo è sempre una variabile critica e occorre saper rispettare il tempo degli altri. Occorre pensare bene a ciò che si vuole, in modo da essere precisi sul tipo di aiuto di cui si ha bisogno. Inoltre, bisogna essere determinati.

Ricordo un cliente con cui ho lavorato. A causa di alcune esperienze che avevo avuto in passato con persone non molto serie, non fui così tempestiva con il mio follow-up come avrei dovuto essere. Questa persona mi chiamò e mi disse, con aria molto professionale: *"Ascolta, so che sei una persona molto indaffarata, e anch'io ho un sacco di cose da fare, e questo è ciò che voglio"* e fu molto specifica, schematica. *"Questo è ciò di cui ho bisogno, e tu puoi aiutarmi in questo modo, e voglio incontrarti dove vuoi tu quando hai tempo… Posso essere flessibile; ti va di accettare la mia proposta?"* Mi è piaciuta, perché era stata molto precisa.

Una delle cose che ritengo frustranti è quando ti prendi un po' di tempo, dai loro un input, gli dai del lavoro da fare a casa, gli dai qualche consiglio, e loro non ne fanno nulla. Spesso, quando chiedono un mentore, ciò che davvero vogliono è qualcuno che lavori al posto loro. Un mentore non è pagato per sostituirsi a te e fare le cose al posto tuo. Un mentore può certamente guidarti, ma non può fare quello che dovresti fare tu stesso.

Perciò, quando ricevi questo tipo di guida, dovresti seguire le indicazioni. Quando sono pronta per lavorare con qualcuno, definisco una lista precisa di domande e chiedo "Dimmi, nello specifico, quali sono i tuoi obiettivi? Che cosa hai fatto fino a questo punto?" Ci saranno forse una decina di cose particolarmente importanti, così, prima di telefonare o incontrare una persona, voglio che queste domande abbiano una risposta e che le risposte mi siano inviate prima dell'incontro. In generale, solo uno su dieci esegue il compito assegnato.

JB: Perciò, tu vuoi un follow-up dal tuo cliente, vuoi che ti dica "Ecco che cosa ho fatto". Pretendi un feedback proattivo, preferisci che ti si dica "Ho seguito i tuoi consigli, ed ecco il risultato" piuttosto che non avere nessuna reazione.

KB: Se non sento nulla, mi domando" Hanno usato questo consiglio, o no?". Non ho modo di sapere… e mi sembra uno spreco di energie. Allo stesso tempo, niente mi ricompensa meglio del vedere che la persona che ho aiutato ha avuto successo. Almeno una dozzina di persone mi hanno aiutato, sono stati mentori per me ed è bello conoscere e far sapere il risultato del proprio sforzo.

Inoltre, uno vuole anche investire su se stesso. Se ne hai bisogno, chiedi un coaching, vai alle conferenze e ai seminari, prenditi quell'aiuto che ti serve e che è meglio per te, perché questa è una professione molto dinamica. Col termine "dinamico", intendo l'opposto di "statico", soggetto a cambiamento costante. Ricordo, non molto tempo fa, stavamo organizzando l'ufficio e stavo raccogliendo delle vecchie riviste. Una di queste era di dieci ani fa e parlava dell' "importanza di avere un indirizzo di posta elettronica." Adesso suonava come "Oh mio Dio, stai scherzando; posta elettronica? E' così superato... *che dire di avere un sito web!?* Non si può più dire "sarebbe auspicabile avere" ciò che ormai si dà per scontato. Bisogna mantenersi al passo, non ci si può sedere sugli allori. Perciò, uscite e investite in voi stessi: prendetevi dei mentori, dei coach, seguite corsi di formazione, lavorate sodo, stabilite dei traguardi da raggiungere.

In pista col primo Laughter Tour (Tour della Risata)

JB: Torniamo indietro all'anno 1999. Quando il Dottor Kataria venne per la prima volta qui, tu facesti parte del primo tour che avrebbe portato la risata, intesa come esercizio aerobico, in diverse località. Potresti darci un'idea di come fu quel primo viaggio con il dr. Kataria?

KB: Mio Dio, è stato divertente. Siamo stati in qualcosa come 22 città in quel primo anno. Per qualche ragione, ricordo che a Cherry Hill, nel New Jersey ... e a Phoenix [Arizona], ci furono eventi memorabili...e poi... tante città diverse. Dappertutto c'era qualcuno che ci invitava e noi andavamo, bastava che ci aiutassero a sostenere le spese.

Il Dr. Kataria, in quell' estate, stava per lo più con Steve Wilson e con la sua adorabile moglie. Ricordo quanta strada c'era da fare, quante fermate...In particolare, ricordo Phoenix, perché avevano deciso che avremmo dovuto passare da una decina di posti diversi in un solo giorno. Dal momento in cui atterrammo con l'aereo, ci portarono in macchina da un luogo all'altro. Uno di questi luoghi era un istituto di correzione per ragazze adolescenti. Era una specie di ultima spiaggia prima del carcere. Queste ragazze erano state tutte coinvolte in qualche crimine, molte di loro probabilmente erano state oggetto di abuso o di negligenza. Avevano un'età compresa tra i dodici e i quindici anni. Quando noi tre entrammo, ricordo che pensai, dentro di me :" Mio Dio, che cosa possiamo aspettarci?": davanti a noi c'erano circa trenta ragazze tutte allineate, che, con il loro linguaggio non verbale, ci stavano facendo capire che non erano proprio entusiaste di essere lì. La postura, i loro commenti... era penoso. Tuttavia, andammo avanti. Steve regolò il volume, il Dr. Kataria parlò di come questa tecnica funzionasse, quindi facemmo gli esercizi con loro. All'inizio, molte non collaboravano, non volevano partecipare – ma, a poco a poco, cominciarono a unirsi a noi.

Alla fine dissi loro che non avevamo mai fatto nulla di simile prima e chiesi loro un parere, un commento; ero preparata a raccogliere le proteste e le critiche. Mi meravigliai, quando il primo commento arrivò da una ragazza, che ci disse "Qui non abbiamo proprio nulla di cui ridere, è stato così bello poter ridere insieme, potete tornare anche domani? Come possiamo continuare, che cosa potete fare per aiutarci, come possiamo ridere più spesso?" Una delle più giovani indicò un'altra ragazza (che era incinta) e disse "Ragazze, questa cosa probabilmente fa bene al suo bambino, vero? Non dovrebbe ridere di più per far star bene il suo bambino? Potete dire ai nostri insegnanti come tenere le sessioni di risate per noi?"

Nessun commento negativo ci arrivò, da nessuna delle ragazze. Mi sentivo sopraffatta dal loro candore e da questa esperienza. E' stata una cosa molto bella e illuminante.

Erano così ostili all'inizio, e poi c'era stato questo totale rovesciamento di posizione. Le vedevo per come erano: bambine cui era stata scippata l'infanzia, e mi rendevo conto della situazione in cui si trovavano quelle ragazzine tra i dodici e i quindici anni. Non avrebbero mai potuto nemmeno lontanamente pensare a ridere per una ragione qualsiasi... era così triste. Ma, condividendo la risata, in qualche modo, avevamo restituito loro un piccolo assaggio di quell'infanzia che non avevano potuto avere. Era meraviglioso.

Ci recammo anche in un posto dove c'erano molti bambini, e fu divertente parlare con loro di come ridere – perché ridevano tutto il tempo. Andammo a Louisville, nel Kentucky, dove fummo introdotti in quello che potremmo definire un autentico "Kentucky Colonel." Fu molto carino. Abbiamo visitato un gran numero di città, nelle situazioni più svariate: al chiuso, all'aperto, nei parchi, nelle scuole, nelle aziende…

Una delle cose più buffe che ci capitò in quel viaggio, e che sperimentammo un paio di volte, fu la "Casualità della Risata" (questo è il termine preciso usato da Steve e dal Dr. Kataria): qualcuno comincia a ridere e poi perde completamente il controllo, tanto che tutti sono costretti a fermarsi. E' qualcosa che non si può contenere ed è così divertente… Ho sempre amato questo tipo di "incidenti".

JB: Il risveglio della prima casualità di risata…

KB: Il mondo sarebbe un posto migliore se questa fosse la sola casualità.

JB: Nella prima edizione del libro "Ridere senza motivo" del Dr. Kataria, l'ultimo capitolo parla della partnership con Steve Wilson e con te. E' la nascita di ciò che ora chiamiamo il Giro del Mondo della Risata; creato da Wilson, Buxman e Kataria.

KB: Mi era sfuggito di essere entrata nel capitolo finale!

JB: Come si è evoluta questa esperienza? Si è esaurita in quell'estate, o siete andati avanti?

KB: Fu circa un anno dopo. Partecipai a diversi corsi che si erano tenuti a Columbus e tutti e tre avevamo tenuto presentazioni per l'Associazione Internazionale degli Studi sulla Comicità. Il modello che ne era emerso fu il programma per una intera giornata di formazione. Ma il mio modello preferito è quello dove non sono un formatore, ma tengo il discorso di apertura. Ci chiedevamo: "Come facciamo questo lavoro e come possiamo metterlo in un formato che sia il più possibile funzionale alle nostre competenze?" Fu così che continuai a occuparmi del nostro Tour, a fare da consulente.. Non mi sento di essere vista come il formatore, che lavora a tempo pieno su un'intera giornata.

JB: E' come se dicessi: se non mi diverto, meglio che non mi ci metta.

KB: Proprio così. Anche se per me è gratificante incontrare la gente e partecipare, non credo che questa sia la mia competenza chiave. Sono più propensa a tenere presentazioni brevi di fronte a un vasto pubblico e a seminare informazioni in questo modo. La dimensione media del mio pubblico è di circa 500 persone, ma potrei anche avere meno gente, diciamo 250; il pubblico più numeroso che abbia mai avuto è stato probabilmente di 7500 persone. Ma con tutti nomino sempre il World Laughter Tour e AATH, perché parte della mia mission consiste nell'aiutare la gente ad aumentare la propria consapevolezza nell'utilizzare l'umorismo e la risata in modo proattivo. Quando la comicità si manifesta per caso, le persone ne traggono beneficio; ma quando ricercano consapevolmente risate e umorismo, allora i risultati sono addirittura superiori. E io voglio portare la gente a un livello in cui possa ottenere sempre maggiori benefici e risultati. Credo che gli esercizi di risata terapeutica siano estremamente salutari; perché non dovremmo condividerli, dal momento che offrono benefici così importanti?

Ridere per servire la vita

JB: A volte, quando parliamo di umorismo e di risate, ci sentiamo obiettare "la vita è troppo seria, dobbiamo prendere ogni cosa seriamente; ridere è una perdita

di tempo. Certamente si respira un po', ma non è davvero così importante."
Perché è importante includere la risata e la comicità nella vita di ogni giorno?

KB: Se non altro, perché l'umorismo e la risata sono ciò che ci rende umani. Ci fanno sentire nel presente. Ridere per "essere nel presente" è una abilità che molti di noi, purtroppo, hanno perso. Ci focalizziamo troppo su dove stiamo andando e su ciò che dobbiamo fare, sui luoghi dove dobbiamo andare e sulla gente che dobbiamo incontrare. Oppure, siamo indaffarati nel rivivere il passato: "Perché ho comprato quel paio di scarpe?" "Perché non ho venduto quelle azioni...quando avrei potuto...?" - questo genere di cose. Tutto, fuorché essere nel presente, guardare fuori dalla finestra e ricordarci di tutti i doni che abbiamo e dove siamo ora. Questa è la gioia; essere presenti nel momento e sperimentare la gioia. Credo che umorismo e risata siano gli strumenti migliori che abbiamo per realizzare questo stato di grazia.

JB: In venti secondi: chi è Karyn Buxman, quale è la sua vision?

KB: La mia vision è aiutare quante più persone possibile attraverso i miei doni e il mio talento nella comunicazione – sia che io parli sia che io scriva – in modo che il mio pubblico possa sperimentare i benefici della comicità e della risata nella propria vita personale e professionale. Questo è il mio obiettivo, il mio impegno. E' come lanciare un sasso in uno stagno: non sai mai quanto si moltiplicherà l'effetto. Ogni giorno, se posso migliorare la qualità di una vita, allora sono soddisfatta del mio esistere.

Una delle esperienze più commoventi che abbia mai avuto è questa. Dopo aver tenuto una presentazione, me ne tornai a casa. Il giorno dopo, ascoltando la mia segreteria telefonica, trovai un messaggio da una giovane donna. Non mi aveva lasciato né il nome né il numero di telefono, diceva soltanto "Lei ha parlato ieri nella nostra comunità e io non ho potuto partecipare, ma un mio amico ha comperato uno dei suoi libri e me lo ha regalato. Ho letto la sua storia e mi ha fatto ridere. Pensavo di uccidermi la notte scorsa e poi ho detto a me stessa 'non oggi'." Poi la donna ha aggiunto "Grazie." Fu tutto ciò che mi lasciò in segreteria; non mi ha detto se aveva rimandato a domani o a dopodomani.

E io me ne rimasi seduta per un bel po', pensando a come possiamo divertirci e provare gioia, come sia importante --- e anche, come sia un servizio. Abbiamo il potere di influenzare gli altri e questo potere va ben oltre la nostra immaginazione. Incontriamo tante persone. Avere un impatto positivo sulla vita degli altri, sapere di aver fatto meglio...sapere che una persona che non avevo mai visto né sentito era stata semplicemente influenzata da qualche parola che avevo scritto su un foglio, sapere che questa persona aveva cambiato la propria decisione e aveva scelto di rimanere più a lungo su questo pianeta...questo genere di cose è semplicemente straordinario. Così sappiamo, tu e io, che il nostro lavoro è stato tagliato su misura per noi, mio caro amico.

"Il nostro potere di influenzare le vite degli altri va ben oltre la nostra immaginazione."

-- Karyn Buxman

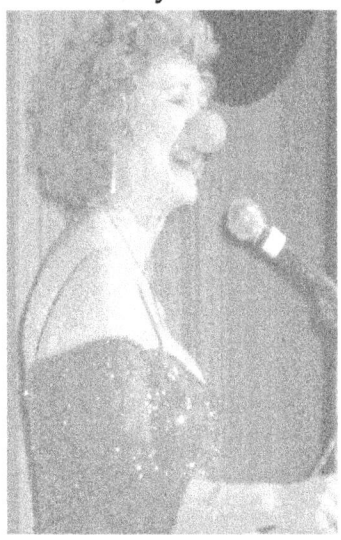

Karyn Buxman alla Conferenza AATH del 2007

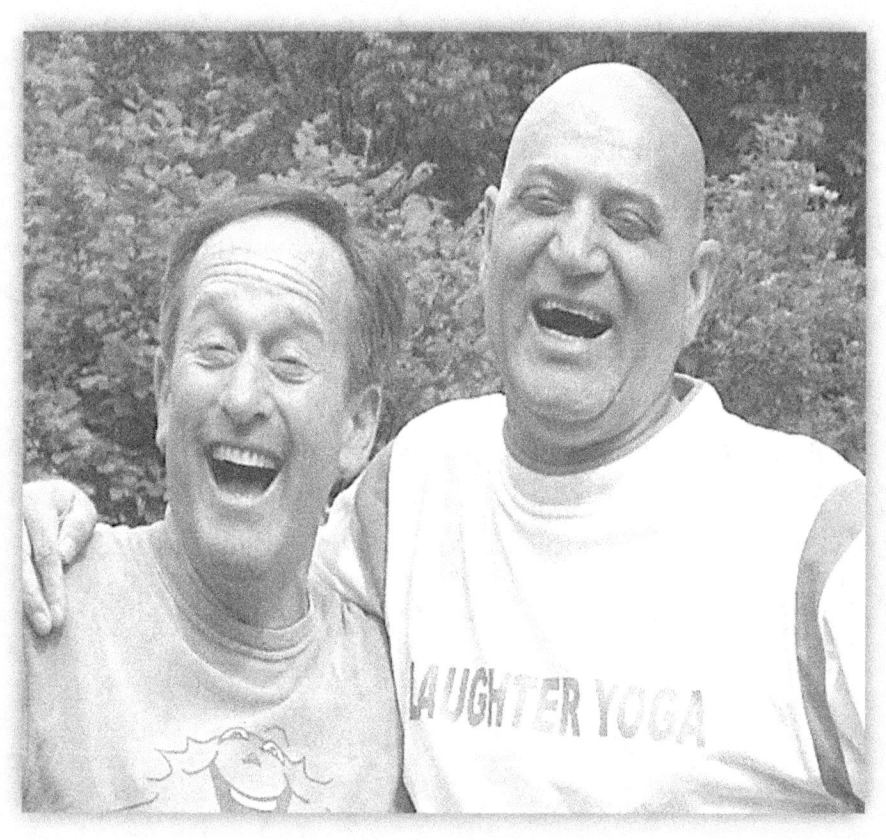

L'Autore e il Dr. Madan Kataria
Svizzera, 2009

Medico della Risata per un mondo libero dallo stress

Intervista a Madan Kataria, M.D.

Crescita dei Club della Risata

JB: Come consideri la crescita straordinaria del movimento dei Club della Risata?

Madan Kataria: Attribuisco il successo del Movimento della Risata al luogo dove ha avuto origine, in cui c'erano già varie attività di gruppo, persone che si ritrovano a camminare, a fare ginnastica, a praticare yoga. In India, la gente va a camminare quotidianamente nei parchi, e tutte queste persone hanno a cuore la propria salute. Lo Yoga della Risata è stato fondato in un luogo dove già c'erano le persone; non c'era bisogno di andare apposta a seguire una sessione di Yoga della Risata. Era facile per la gente aggiungere lo Yoga della Risata a ciò che già faceva abitualmente. E, una volta sperimentato, si auto-alimentava. Quelli che arrivavano per farsi una camminata si fermavano anche per una sessione di Yoga della Risata, quelli che venivano per lo Yoga della Risata, già che c'erano, si facevano una camminata; tutti ne ricavavano così un doppio beneficio.

Un'altra spiegazione di questo clamoroso successo è la gratuità del Club, che lo rende disponibile davvero a tutti. Molti desiderano svolgere attività salutari, ma quando si accorgono che sono costose, fanno resistenza. In India, quando si offre gratis un bene o un servizio, questo viene percepito, in ogni caso, come potenzialmente valido; così le persone si possono fare una ragione senza dover investire denaro e possono facilmente capire se va bene per loro. L'idea è semplice: non c'è bisogno del tappetino o delle scarpe speciali, ciò che occorre è uno spazio dove più persone possano riunirsi e ridere.

Bisogna anche dire che lo Yoga della Risata offre qualcosa di unico. E' un metodo che consente a ciascuno di ridere, sia che abbia senso dell'umorismo sia che non lo abbia; consente a tutti di ridere indipendentemente dal fatto che siano felici oppure no. Ridere per effetto della comicità è soggettivo, intellettuale, e non si auto-alimenta. Non ci sono garanzie sulla durata di una risata condizionata dall'umorismo. Al contrario, la risata praticata come esercizio è molto più facile. E' possibile ridere per quindici/venti minuti, e si ottengono cambiamenti fisiologici. Se ridi per pochi secondi, qua e là, durante la giornata, non ci sono particolari effetti sulla fisiologia. Ci deve essere una risata sostenuta e prolungata perché ciò avvenga, il che è impossibile se ci si basa sulla comicità. Lo Yoga della Risata è un metodo unico e affidabile, accessibile a tutti.

L'unicità sta nel linguaggio comune, incondizionato. In tutto il mondo, la lingua della risata è universale: "Ha ha ha." Non occorre un meccanismo linguistico da comprendere. La comicità ha bisogno di una lingua comprensibile intellettualmente, ma lo Yoga della Risata è davvero incondizionato e funziona meglio, proprio per questo motivo. La gente deve solo sapere che, ridendo senza una ragione, senza bisogno di comicità, otterrà una risata efficace. Ora ci sono prove scientifiche a sostegno di questo fenomeno.

I molti maestri di un maestro

JB: Quali sono stati i maestri più importanti nella tua vita?

MK: Io stesso sono il miglior maestro che io abbia mai incontrato. Infatti commetto errori e, ogni volta, miglioro un po', gradualmente. Io credo che tutti abbiano da imparare dalla propria consapevolezza, riflettendo su ciò che fanno e su dove stanno andando. Non c'è nulla di sbagliato nel commettere errori. Non mi fermo mai solo perché ho commesso un errore; vado avanti., imparo dai miei errori. Non ho paura di sbagliare. Questa è la ragione per cui dico che sono il miglior maestro di me stesso. Alcuni miei insegnanti sono persone che commettono errori e io imparo da loro.

JB: *Perciò, quando tu incontri qualcuno che commette errori...*

MK: Lo adoro. Ha ha ha!

JB: *Tu ami le persone che sbagliano. Ciò significa che c'è sempre una moltitudine di gente potenzialmente tua amica, perché, sia che facciano la cosa giusta sia che facciano quella sbagliata, tu sei sempre pronto e aperto ad apprendere.*
Che dici della tua famiglia?

MK: Mia madre è stata per me una grande fonte di ispirazione. Mi ha incoraggiato a istruirmi, a diventare un medico. Mia sorella ha giocato un ruolo importante perché portassi a compimento le mie aspirazioni. Mia moglie Madhuri mi ha aiutato a diffondere i Club della Risata, viaggiando con me in tutto il mondo e fornendomi tutto il supporto necessario.

Il miglior maestro per me è però chiunque io incontri sul mio cammino: le persone negative e quelle che mi hanno causato preoccupazioni e sofferenza. Queste persone erano tutte là perché io imparassi lezioni che avrebbero arricchito la mia vita.

JB: *Sei cresciuto in una comunità agricola. C'era qualcuno di speciale tra i tuoi vicini, nel tuo paese?*

MK: Ripeto, mia madre è stata una grande fonte di ispirazione, per il modo in cui ha gestito la famiglia e, in generale, le relazioni nel paese. Ho visto come era determinata e prudente nelle difficoltà, come ha accudito tanti bambini, quanto ha lavorato sodo nei campi. Mio padre era uno che si arrabbiava spesso. Lei, mia madre, gestiva ogni cosa e ogni persona in modo amabile. Era fantastica.

JB: *Che cosa mi dici del mondo della medicina? Hai incontrato qualche maestro speciale?*

MK: Uno degli insegnanti che mi ha ispirato fu il mio insegnante di teatro, Shiv Kumar. Mi ha aiutato a salire sul palcoscenico e a esprimermi in pubblico. E' così che ho rinforzato le mie abilità. Ho fatto teatro per contribuire a pagarmi il liceo e poi l'università. Shiv Kumar ha continuato a sostenermi e a incoraggiare il mio sviluppo come attore, cosa che, in fondo, era per me un hobby. La mia esperienza teatrale mi ha aiutato a non avere alcun problema a esprimermi.

JB: *Nel mondo della risata?*

MK: La prima persona che ha contribuito in particolare al movimento della risata fu il nostro vice-presidente, J. K. Kapur. Era un uomo che si era costruito da solo, un multi-milionario. Era molto generoso e ha contribuito alla crescita del movimento della risata. Era Vice Presidente del Laughter Club International e ha sostenuto un ruolo molto importante nel far partire i Club della risata in India.

JB: *Quando eri più giovane, prima che sviluppassi l'idea rivoluzionaria di ridere senza motivo (cioè quando ancora ridevi perché ti piaceva una commedia o un film comico o una battuta umoristica) c'era qualcuno di speciale che ti ha ispirato?*

MK: C'erano due medici, amici fin dai tempi dell'università. Facevamo teatro insieme e ridevamo sempre. Uno di loro era il Dottor Tajwend, persona molto socievole, con un grande senso dell'umorismo, un ragazzo davvero simpatico.

Avevo un altro compagno di risate all'università. Facevamo teatro e ridevamo sempre. Era un amico, oltre che un medico. Dividevamo la stanza, recitavamo insieme e scherzavamo spesso. Ho imparato molto da lui, abbiamo imparato l'uno dall'altro.

JB: *Che cosa mi racconti dei tuoi workshop, dei tuoi seminari di formazione, di questa esperienza?*

MK: Ho seguito molti corsi sulla spiritualità. Un maestro spirituale che fu per me di grande aiuto fu Swami Sukhbodhenanda. Seguii molti suoi corsi a Mumbai. Lui vive a Bangalore ma viaggia per tutta l'India.

Seguii un training avanzato al Landmark Forum. Imparai moltissimo al Landmark Forum. Non andai oltre, perché ciò avrebbe richiesto un impegno eccessivo. Imparai molto, tuttavia, sull'organizzazione e su come farsi conoscere. Dicevano sempre che bisognava avere successo, raggiungere gli obiettivi, ma ho scoperto che la spiritualità non ha nulla a che vedere con il fare. Si può ottenere molto di più senza fare nulla, solo essendoci. L'"essere parte" era un concetto totalmente assente dal training Landmark. Questa è fondamentalmente la ragione per cui non ho proseguito.

JB: E la tua formazione teatrale?

MK: Ero un attore amatoriale. Non sono mai arrivato al livello professionale., però mi sono ugualmente guadagnato una buona reputazione.

JB: Capisco che quando hai preso in considerazione per la prima volta l'idea di ridere incondizionatamente (senza l'uso di comicità) ti sei ispirato al libro intitolato "Emozioni e Salute". Chi erano gli autori?

MK: Non ho fatto riferimento a un autore in particolare. Lo scritto appartiene alla Serie "Prevenzione e Cura". E' un'antologia. Ci sono molti autori, diversi capitoli.

Gibberish: Uno strumento per la catarsi

JB: Quali sono, secondo te, le principali virtù del gibberish?

MK: Il linguaggio Gibberish fu introdotto inizialmente nello Yoga della Risata come tecnica di riscaldamento, per superare timidezza e inibizioni. Lo considero uno strumento molto efficace per sviluppare la parte creativa del cervello, perché nel gibberish non si può pianificare nulla, si deve agire in modo spontaneo, e quando si parla gibberish, si sfidano le proprie idee, l'emisfero cerebrale destro si attiva maggiormente. E' un atto di giocosità.

Il linguaggio Gibberish offre una specie di catarsi che permette di esprimere le emozioni, specialmente il gibberish silenzioso. Molte persone si trovano a disagio a parlare in gibberish ad alta voce; in silenzio, possono esprimere le proprie emozioni. Il gibberish può essere uno strumento efficacissimo per tutti coloro che hanno difficoltà a verbalizzare i propri sentimenti. La scienza del gibberish è tuttora in evoluzione; è un lavoro in corso.

Meditazione della Risata: Libertà profonda.

JB: Che cosa mi dici della Meditazione della Risata, cioè di quella risata libera e totalmente destrutturata?

MK: Quando spiego i benefici degli esercizi di risate, per completezza, parlo anche dei benefici che si ottengono dalla Meditazione della Risata.

Quando si praticano gli esercizi di risate, si usa la mente consapevole per abbattere le barriere, le inibizioni e la timidezza. E' abbastanza difficile fare ciò usando la mente. Gli esercizi di risate lavorano di più al livello psicologico per liberare da blocchi e rigidità.

Nella Meditazione della Risata, la libertà arriva in modo spontaneo. Non è difficile ridere spontaneamente quando viene voglia di farlo. Nessun processo attivo è coinvolto nella meditazione. Si ottengono benefici quando si ride consapevolmente, si supera la timidezza, si abbattono le barriere mentali.

La Meditazione della Risata è un processo catartico profondo che comprende tutti i valori. Apre l'inconscio, e una volta che si impara a ridere dalla profondità della mente, si rilasciano grandi quantità di emozioni nascoste. E' una sessione di purificazione che può non essere raggiungibile con i normali esercizi di risate.

Attraverso la Meditazione della Risata, la mente può davvero aprirsi. Il beneficio è a un livello molto profondo. Gli esercizi di risate lavorano al livello mentale.

Le sfide nel mondo della risata

JB: Hai mai avuto delusioni o sei mai stato tentato di interrompere la diffusione dello Yoga della Risata?

MK: Ridere? Oh no, non smetterò mai. Un giorno dovrò lasciare il mio corpo, e lo Spirito sarà d'accordo con me. Perché dovrei smettere di fare qualcosa che nutre la mia mente e la vita di tante persone? Incontro, sì, difficoltà, sfide. Senza le sfide, dove sarebbe il lavoro? Se non ci sono sfide, significa che non stai crescendo. La crescita avviene quando affronti le sfide.

JB: Quale è stato un momento particolarmente difficile nella tua carriera con lo Yoga della Risata, fino a oggi?

MK: La parte più difficile consiste nel convincere la gente – leader e insegnanti, in occidente – che lo Yoga della Risata non significa fare soldi. Lo Yoga della Risata riguarda il divertimento! Fanno fatica a capire, dicono "Spendiamo denaro per seguire workshop e formazione, poi vogliamo ricavarne denaro per noi."

Almeno comprendono che, nonostante spendano del denaro, se possono avviare un club della risata, i benefici che ne ricaveranno sono incalcolabili. Nessun essere umano può stabilire un prezzo per i benefici della risata. Quando tu cambi, e molte persone cambiano grazie ai tuoi sforzi, te ne verranno ugualmente benefici. Forse anche denaro. Il denaro esiste. Il denaro verrà dopo.

A questo punto la mia sfida nel mondo occidentale consiste nel convincere la gente che la risata fornisce un ritorno, in termini di valore, superiore a quanto si possa immaginare.

JB: Valore che è diverso dal valore monetario.

La gioia di aver dato vita al Movimento dello yoga della Risata

JB: Nella tua carriera nella risata, in questi ultimi anni, quali sono stati i momenti più belli?

MK: Momenti belli? Ce ne sono moltissimi! Ha ha ha ...
Un uomo anziano, di 85 anni, ha viaggiato per circa 800 miglia per venire nella mia clinica, a toccarmi i piedi: un gesto che, in India, è segno di immensa gratitudine e rispetto. Quando mi vide, cominciò a piangere...Prima, era stato malato, depresso, con un sacco di problemi di salute. Mi disse: "La mia vita era diventata totalmente inutile; ogni cosa buona nella mia esistenza apparteneva alla mia giovinezza, quando avevo ricchezza ed ero felice...". Non riusciva a smettere di piangere, e le sue lacrime venivano dal cuore. Era cambiato molto, mi disse. Mi raccontò ogni cosa, piangendo, per quanto aveva ricavato dallo Yoga della Risata.

Fu allora che decisi di offrire gratuitamente la frequenza ai Club della Risata. Volevo che fosse un dono.

Un altro bel momento fu quando vidi 5,000 persone in piedi, davanti a me, in una scuola di Mumbay. Non avrei mai pensato che tante persone sarebbero venute a sostenere lo Yoga della Risata. Fu un momento indimenticabile della mia vita.

E ancora, quando venni a sapere che 10,000 persone si erano riunite a Copenhagen, in Danimarca, per ridere insieme. Fu in occasione della Giornata Mondiale della Risata nel 2000.

JB: Da qui a cent'anni, quando non ci saremo più, come vorresti essere ricordato?

MK: Ha ha ha. Non voglio che mettiate il mio ritratto sulla parete. Non voglio che mi veneriate. Desidero che la gente continui a praticare lo Yoga della Risata (così come è stato per lo yoga, che è praticato da secoli), perché fa bene. Nessuno sa chi ha inventato lo

Yoga. Pantanjali lo ha osservato e reso popolare, e nessuno sa di Patanjali.

Vorrei che di me si ricordasse lo Yoga della Risata. Non voglio essere ricordato per la mia identità. Se si desidera identificare lo Yoga della Risata, allora è giusto che se ne conosca la fonte; ma non mi piace essere visto come un eroe.

"Quando ridi, cambi, e, se tu cambi, tutto il mondo cambia intorno a te."
-- Madan Kataria, M.D.

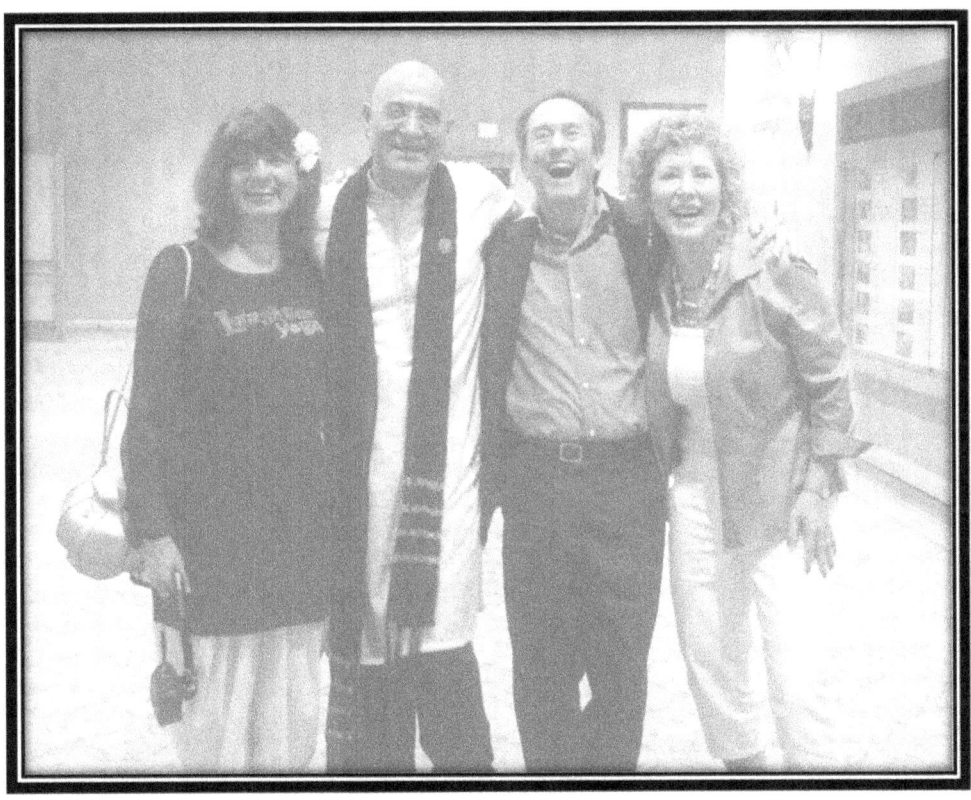

Madhuri e Madan Kataria, Jeffrey Briar e Karyn Buxman alla Conferenza Annuale di AATH (Association for Applied and Therapeutic Humor) Orlando, Florida USA Aprile 2011

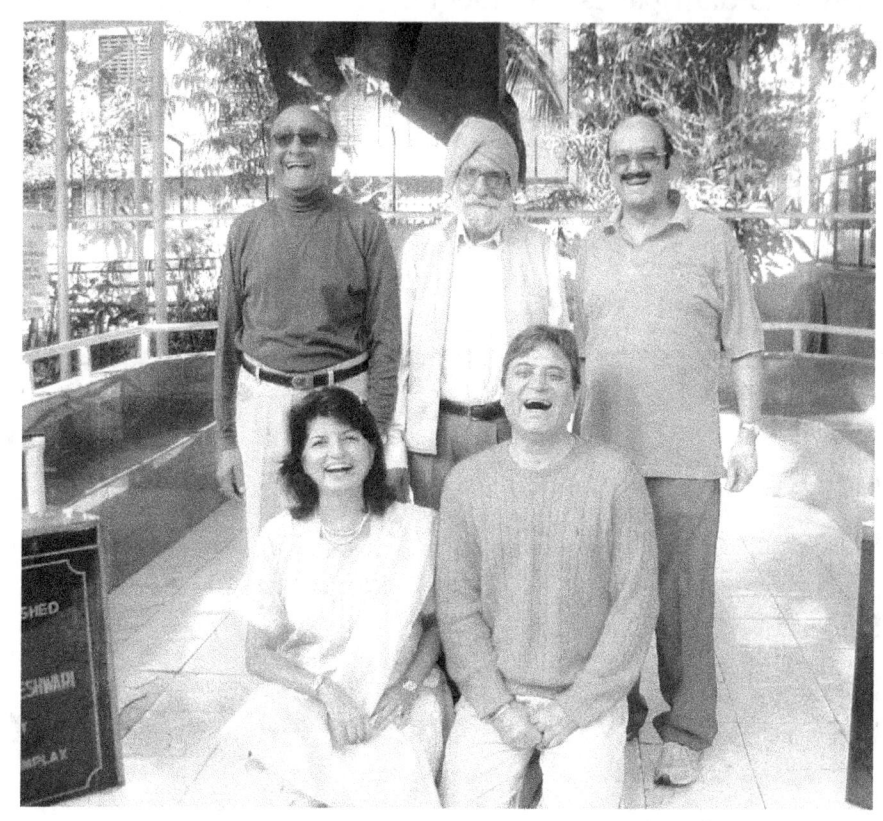

I cinque membri del primo club di risate
Mumbai, India

Coltivare la consapevolezza della risata a livello mondiale

Intervista a Madhuri Kataria

Madhuri Kataria viene da una famiglia di alto livello sociale ed è figlia di un ufficiale della polizia. Prima di sposare il Dr. Madan Kataria, nel 1986, Madhuri era una giovane funzionaria presso la Mahindra & Mahindra, Ltd., una piccola società costruttrice di automobili con sede a Mumbai (Bombay). Ha lavorato in questa azienda fino all'aprile del 1993.

Madhuri ha studiato presso lo Yoga Institute Santa Cruz West dal 1988, diplomandosi insegnante di yoga nel 1990. Ha collaborato con suo marito Madan alla rivista *My Doctor*, una pubblicazione simile al *Reader's Digest,* con circa 150 pagine per ogni uscita. Aveva una copertina a colori e il contenuto in bianco e nero, pochi annunci pubblicitari ed era ampiamente dedicata alle cure complementari. Il simbolo della "mela" richiamava il detto "Una mela al giorno…"

My Doctor si vendeva sia nelle edicole sia in abbonamento. La sua tiratura, circa 19.000 copie al mese, al suo apice, copriva tutto il territorio indiano e prevedeva anche la distribuzione internazionale. In un primo tempo, *My Doctor* era esclusivamente in inglese, ma, due anni dopo, si aggiunse una versione tradotta in Hindi. Dopo la fenomenale crescita del movimento dei Club della Risata, *My Doctor* cessò la pubblicazione, nel 2002.

Nasce il Club della Risata

JB: Raccontaci, per favore, i primi giorni del Club della Risata.

Madhuri Kataria: Per i primi due anni, i gruppi che si riunivano nel parco si chiamavano "Club Ridanciani"; più tardi si coniò il nome definitivo di "Club della Risata". Quando i club raggiunsero l'anno e mezzo di età, ciò che ora chiamiamo Yoga della Risata cominciò a essere indicato come "Hasya Yoga" ["Hasya" è la parola sanscrita che indica la risata]. La prima esposizione mediatica di una certa importanza fu nella trasmissione televisiva "Surabhi" [dove si mostrò il Club in azione e si intervistarono i coniugi Kataria]. Presto seguirono altre interviste, alla BBC, alla CNN e su altre emittenti televisive. Ulteriore visibilità fu data dall'articolo, "Ridere: la miglior medicina" (12 giugno 1995) apparso in prima pagina sul giornale The Times of India (tiratura: 11 milioni di copie).

JB: *Come sono le Conferenze di Yoga della Risata in India?*

Madhuri: A un raduno di rappresentanti dei Club della Risata nello Stato di Maharashtra, accorsero 1.000 persone da tutto il paese. Gli organizzatori scattarono molte foto e realizzarono un libro, che poi venne distribuito a tutti i 1.000 delegati. A un'altra Conferenza nello Stato di Karnataka, ci furono 4.000 partecipanti.

Essere una donna ha come effetto quello di aprire i cuori in tutti i Club della Risata

JB: *Che significato ha l'essere donna nel Movimento dei Club della Risata ?*

Madhuri: In India, la tradizione culturale è tale per cui uomini e donne, di solito, non partecipano insieme a una sessione di ginnastica. Anche nei Club della Risata, le donne tendono a essere più timide se sono presenti anche gli uomini; non entrano in contatto gli uni con le altre, né possono eseguire esercizi come la risata della stretta di mano. Perfino nei club più progressisti, dove si cerca l'integrazione di genere, gli uomini stanno da una parte e le donne dall'altra, in due gruppi separati. Non stanno vicini fra loro. Ogni gruppo ride per conto suo. E' così in tutta l'India. Molti club sono esclusivamente femminili.

Il fatto che io, una donna, fossi cofondatrice del Movimento ha incoraggiato le donne a partecipare; altrimenti, sarebbe stato molto difficile. E' un atto di coraggio, per una donna indiana, partecipare a un Club della Risata. Parte del successo del movimento è dovuto al fatto che io fossi donna e che partecipassi attivamente. Così le altre si sono sentite rinfrancate. Ora, le donne sanno che possono unirsi tranquillamente a un club e non è necessario che ci vengano con il marito – anzi, molte partecipano, di solito, da sole.

Ho inoltre contribuito allo Yoga della Risata grazie alla mia pratica gibberish. Ho introdotto molti esercizi nuovi, come la Risata Silenziosa (anche se, in un primo tempo, Madan non approvava).

La risata per il matrimonio e le relazioni

JB: Può lo Yoga della Risata essere di aiuto per le coppie, può fare da Counseling Matrimoniale?

Madhuri: Ridere con il proprio coniuge o compagno è meglio del counseling. Il counseling è costoso. Con la risata, si sviluppa una maggiore accettazione. Lo Yoga della Risata rende più aperti e positivi. Suggerirei a tutte le coppie di sperimentare lo Yoga della Risata prima di ricorrere al counseling. Spesso, il counseling è inefficace; inoltre, in India il counseling matrimoniale non è molto diffuso.

In un Club, anche se le coppie non ridono insieme (perché esiste una separazione di genere), hanno comunque la possibilità di entrare insieme nello spirito della risata. Ciò è un bene per tutta la famiglia – genitori, nonni e figli; per tutti coloro che vivono insieme. Se la coppia ride, l'intera famiglia è gioiosa e serena.

JB: Come lo Yoga della Risata ha influenzato la tua vita personale?

Madhuri: Molte donne mi invidiano la possibilità che ho di viaggiare in tutto il mondo.

La mia casa è il cielo. Nella mia vera casa, gli ospiti trovano l'amore e la cura che ho per loro. Prima di un ricevimento, mettiamo decorazioni floreali. Poi sediamo sul pavimento, su foglie di banano e ci sono tavolini per tutti. Ospiti e amici sono orgogliosi di me, perché,   dovunque io vada, porto gioia e positività. Mi aspettano: "Ora che viene Madhuri, abbiamo un sacc di risate assicurate!" Quando diamo una festa in casa nostra abbiamo il 100% di partecipazione. (A casa di altri, la partecipazione non è così buona.)

A volte, penso che non potrei desiderare una vita migliore di quella che ho ora. Imparo tanto, mi diverto. Incontro persone che sono sempre felici e gioiose. Anche se dovessi morire oggi, sarei felice.

Lo Yoga della Risata: beatitudine e gioia sono prese sul serio

JB: Madhuri, il mondo ti ascolta Quale messaggio vorresti condividere?

Madhuri: Lo "Yoga" è serio, ma la risata è una combinazione di serietà e gioia insieme, che ci portano felicità, beatitudine e gioia.

"La risata fra coniugi è meglio del counseling."
Madhuri Kataria

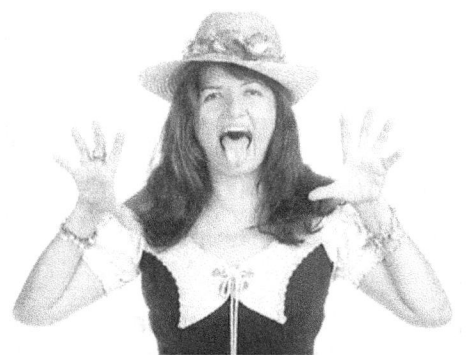

Ridere in chiesa:
Peccato o Sacramento?
Intervista al Reverendo John Millspaugh

Ridere in chiesa

JB: Hai presentato il tuo sermone "Il Gioco della Vita" [di cui, più avanti, in questo volume, troverete una copia] alla Congregazione Universalista Unitaria dell'Arazzo (Tapestry Unitarian Universalist Congregation) e la gente rideva così forte da cadere dalla sedia. A tratti era difficile per te andare avanti, visto che tutti ridevano con tanto vigore. Perché pensi che sia andata in questo modo?

RM: In tutta onestà, il sermone era stato strutturato proprio per creare uno spazio in cui la gente potesse ridere. Penso che i collegamenti che ho fatto tra i giochi dei bambini e il modo in cui gli adulti vedono la vita fossero inattesi. La comicità che ne è derivata è dovuta anche alla sensazione di imbarazzo che le persone hanno provato, pensando alle implicazioni di tutto ciò che è stato detto. Mi auguro che questo sermone sia come tutti i miei sermoni, cioè spero che dia un'opportunità alle persone per progredire. Questa volta, si parlava della risata. Mi hai chiesto quando la risata sia appropriata in una chiesa e quando, invece, sia inopportuna. Credo sia appropriata nella maggior parte delle circostanze, perché è uno dei modi con cui le persone si impegnano a dare un significato alle cose.

Spesso, quando ci imbattiamo in un pensiero per la prima volta, ci sembra comico perché appare fuori luogo e non si adatta al nostro stato mentale del momento. Ma poi, quando ci impegniamo di più, scopriamo che tutto ciò che, a prima vista, sembrava ridicolo diventa più profondo.

Questo porta a una risata di accettazione piuttosto che a una risata di perplessità.

JB: Se posso parafrasare: a volte, quando siamo esposti al nuovo o a un modo alternativo di guardare le cose, avvertiamo una specie di disagio ...

RM: ...e lo possiamo elaborare attraverso la risata.

JB: *Che cosa si ottiene facendo così?*

RM: Se continuiamo a impegnarci con ciò che non ci è familiare, allora impariamo che tutto quello che, sulle prime, ci sembrava estraneo o ridicolo, in realtà, possiede una certa profondità e richiede la nostra attenzione. E la risata dell'accettazione accompagna la gioia che si prova, quando si scopre qualcosa di nuovo.

JB: *Quando diresti che è inappropriato usare la comicità o la risata in una chiesa?*

RM: Se qualcuno sta cercando di spiegare onestamente una propria convinzione importante, anche se siamo in disaccordo, sarebbe brutto mettersi a ridere di ciò che un altro sta dicendo. Oppure possono apparire inopportune quelle circostanze relative al servizio funebre, anche se la risata potrebbe, in realtà, essere una parte molto appropriata di tale servizio. Nell'Universalismo Unitario, un servizio funebre è la celebrazione della vita di una persona e tale celebrazione spesso include la risata. Onoriamo meglio le persone quando ne parliamo nella loro pienezza. E quando parliamo di un individuo nella sua pienezza, ci sono aspetti della sua personalità o circostanze che potrebbero farci ridere; non per derisione ma come riconoscimento di quella particolare manifestazione della condizione umana.

JB: *Spesso, quando parlo della risata terapeutica, pongo una domanda al pubblico: quando, secondo loro, non sia appropriato ridere. I due luoghi dove più frequentemente si ritiene sia inappropriato ridere sono*
1) *in chiesa (perché qui la gente vuole essere presa sul serio, almeno per la maggior parte del tempo), e*
2) *a un funerale. Tu hai appena parlato di come, in un servizio funebre, a volte la risata sembri essere una risposta perfettamente appropriata al ricordo della persona che si sta onorando.*

RM: In qualche modo penso che la gamma delle emozioni umane sia simmetrica nelle nostre vite e in una data esperienza. Se è vero che un servizio funebre cerca di offrire momenti di profondità e dolore, dove la gente si possa sentire immersa in questi sentimenti, è anche di aiuto se riesce a offrire a queste stesse persone l'opportunità di ritrovarsi in un luogo più leggero e confortante. Entro certi limiti, il funerale può avere anche la funzione di alleviare il dolore delle persone che partecipano, attenuandone la sofferenza più profonda e permettendo di ricordare la persona scomparsa con amore e leggerezza.

JB: *Se le sole espressioni consentite sono il lutto e la tristezza, il rischio è che la gente si trovi bloccata in una condizione del tipo "se, da un lato, non sta bene che io sopporti questa perdita, dall'altro lato non posso nemmeno lasciarmi andare nella disperazione".*

RM: E' quasi una linea di sicurezza. La risata permette di considerare che la vita può essere felice e che si possono affrontare le emozioni e le prove più difficili con maggior coraggio. Se solo lasciamo spazio alle nostre emozioni difficili, allora non ci rimarremo a lungo, perché non vogliamo rimanerci imprigionati.

JB: *Uno dei benefici della risata consiste nel fatto che, se prendiamo tutto troppo seriamente, non possiamo realmente lasciare che la serietà abbia il ruolo che le spetta.*

RM: Non credo che la risata sia un modo per non prendere sul serio le cose. Credo piuttosto che la risata possa essere un modo per prendere le cose molto seriamente, credo di essere una persona molto seria, e ciò implica il ridere molto.

La risata e la coscienza sociale

JB: *Se non avessi riso, che cosa saresti stato: una persona troppo seria o solo noiosa?*

RM: Credo sarei stato più depresso.

JB: *Quindi ridere ti consente di avere più possibilità.*

RM: Mi consente di essere più espansivo nella mia risposta emotiva al mondo, e anche di essere gentile verso me stesso, mentre prendo seriamente le parti della vita che sono più dure da accettare. Credo che la maggior parte della gente non passi molto tempo a pensare all'attuale guerra e ai vari sistemi di sfruttamento che stanno intrappolando le loro esistenze (attraverso le decisioni di acquisto e altro). E' inevitabile, come americani, che le nostre vite siano vittime dell'oppressione e dello sfruttamento. Se la sola risposta che consentiamo a noi stessi è fatta di disperazione, depressione, senso di colpa e vergogna, allora sarà molto più probabile evitare di pensare del tutto a queste cose. E poi è probabile che non siamo più in grado di comportarci in maniera adeguata, perché non vogliamo esporci alla quantità di sofferenza che ci viene dalla consapevolezza di essere parte di questi sistemi di sfruttamento.

JB: *Quando assistiamo a disumanità e ingiustizia, se non siamo in grado di guardare a queste cose da una prospettiva più leggera, possiamo facilmente essere preda di disperazione. Invece, partendo da un'altra prospettiva, possiamo vedere l'assurdità di queste cose, e la possiamo esprimere attraverso la risata o la comicità. Potremmo anche, come conseguenza di ciò, intraprendere azioni più responsabili.*

RM: Sì, e penso che il termine "assurdità" sia una scelta particolarmente azzeccata.

JB: *Puoi usarla nel tuo prossimo sermone. Se non ci fossero risate nella tua vita, che vita sarebbe? Se non potessi ridere come sarebbe la tua vita?*

RM: Certamente sarebbe meno attraente e credo che mi sentirei senza speranza, sopraffatto, perché non avrei la capacità di rilasciare la negatività e di recuperare la mia salute emotiva. Proprio perché la vita è seria, è così importante essere capaci di ridere, perché ridere ci permette di tornare a essere ben equipaggiati, in grado di gestire il mondo e tutta la sua serietà.

Religione e gioia

JB: Raccontaci la storia della chiesa Universalista Unitaria e la sua visione sul potenziale di serietà e di gioia della vita.

RM: Circa un centinaio di anni fa, l'Universalismo era conosciuto come la chiesa "senza inferno". Per definizione, l'Universalismo fa riferimento al concetto di salvezza universale: tutti i figli di Dio condividono lo stesso destino dopo la morte. Questo era in netto contrasto con le tradizioni più calviniste del tempo, che erano ugualmente cristiane, ma avevano una visione più rigida della relazione fra Dio e l'umanità. Gli universalisti dicevano che un Dio amorevole e giusto non avrebbe mai condannato i propri figli al supplizio eterno, indipendentemente da quanto avessero peccato nella vita. Altre congregazioni insegnavano che Dio punisce e che gli esseri umani meritano il castigo a causa della loro innata depravazione. Così, la maggior parte delle chiese cristiane erano luoghi dove ricordarsi che Dio non è solo Dio d'amore, ma anche Dio della collera e che dobbiamo perciò seguire un cammino stretto e diritto, se vogliamo evitare la dannazione eterna. L' Universalismo fu chiamato la chiesa "senza inferno" in senso ironico, perché mancava di questo particolare incentivo alla condotta morale.

Si racconta di un ministro universalista di nome Hosea Ballou che se ne andava in giro a predicare la buona novella. A un certo punto del viaggio, incontrò un ministro battista che gli disse "Se fossi un universalista e non temessi il fuoco dell'inferno, potrei colpirti alla testa, rubarti il cavallo e la sella e continuerei ad andare in paradiso". " Hosea Ballou lo guardò e gli disse "Se tu fossi veramente un universalista, questo pensiero non ti avrebbe nemmeno sfiorato."

JB: Che differenza c'è tra Universalismo e Unitarismo?

RM: Qualcuno ha avuto il guizzo di dire che gli universalisti credono che Dio sia troppo buono per condannare le persone all'inferno, mentre gli unitari pensano che la gente sia troppo buona perché Dio le condanni . Sostanzialmente, la differenza è che gli universalisti insegnavano che l'inferno non esiste, e gli unitari sostenevano che gli esseri umani sono buoni per natura; che la gente ha una dignità interna e un valore che si oppongono alla depravazione (a differenza di ciò che si predicava, in quel tempo, nella maggior parte delle altre versioni del cristianesimo). Man mano che le religioni evolvevano, si arrivò a comprendere che non c'erano molte differenze significative tra di loro e, nel 1961, si giunse all'unificazione. Gli universalisti unitari oggi sono persone che credono che la vita sia fondamentalmente buona e gli uomini abbiano valore e dignità interiori, per cui condividono lo stesso destino dopo la morte.

JB: Quale è il nostro destino dopo la morte?

RM: Non c'è un'unica risposta a questa domanda. Anche se gli universalisti unitari non sono d'accordo su ciò che esattamente avviene, sono d'accordo nel sostenere che questo destino sarà comune a tutti.

JB: E qualunque esso sia, non è l'inferno.

RM: Esatto.

JB: Tu sei sposato a una donna che, anche lei, è ministro della stessa chiesa. Sono sicuro che, poiché ci sono solo poche migliaia di ministri unitari nel mondo, questo è un fenomeno abbastanza insolito. Come diresti che la comicità, la risata e l'essere capaci di prendere le cose con leggerezza abbiano influenzato la vostra relazione e il vostro matrimonio?

RM: Sarah e io siamo due persone molto serie che considerano l'essere vivi un dono straordinario. Per questo passiamo molto del nostro tempo lavorando su cose difficili che riteniamo importanti per il mondo. La risata è una parte importante della nostra relazione perché è un modo per prendere le distanze dalle difficoltà del lavoro che stiamo facendo, perché ci permette di riposarci e ci fa godere del nostro essere vivi. Ridere insieme ci permette di avere più energia quando siamo costretti a ributtarci nella mischia.

La risata e l'attivismo sociale

JB: La tua professione richiede che tu ti prenda cura seriamente dei problemi della congregazione. Quali sono le cose alle quali ti applichi con maggior dedizione?

RM: L'uguaglianza nel matrimonio, per esempio. Ci sono bambini che crescono in famiglie con genitori dello stesso sesso, ai quali sono negati i diritti dei figli di coppie eterosessuali. Credo che ciò sia ingiusto.

Credo poi che il modo in cui si trattano gli animali negli allevamenti, che forniscono il 98% della carne e degli altri prodotti di origine animale in tutto il paese, richieda una maggiore consapevolezza del fatto che gli animali hanno la nostra stessa origine e hanno la capacità di soffrire. Mi sono adoperato perché ci fosse maggiore umanità negli allevamenti. Sto pubblicando un libro proprio ora su come vivere con la guerra e lavorare per la pace. Mi domando spesso quale impatto abbiano le mie parole, ammesso che ne abbiano uno. Sapere che qualcuno, in qualche modo, possa andare un po' oltre al semplice pensare "che bel sermone", che possa andare un po' più a fondo nel proprio modo di pensare e di agire, questo significa molto per me.

JB: Come attivista politico, puoi andare a una dimostrazione per una causa in cui credi, anche se sei consapevole del fatto che potresti non raggiungere il tuo obiettivo (come far cambiare una legge), ma semplicemente con la volontà di far sentire la tua voce. Ridere ti aiuta a gestire le eventuali delusioni?

RM: [Ridere è un modo efficace per rilasciare la tensione delle sfide che ti trovi a dover affrontare. Il bus che ci porta a una marcia di protesta o a un'altra attività sociale spesso si riempie delle nostre risate, e delle risate di altri attivisti - eroi – che ammiro moltissimo.] La loro risata non è tanto un rifugio dal mondo, ma è significativa del nostro impegno. Tutti noi sappiamo che ridere aiuta a prendere le distanze da ciò che ci preoccupa e che talvolta è necessario per recuperare energia. Ma c'è anche un tipo di risata che è conseguenza dell'impegnare il mondo nella sua piena serietà e nella sua piena assurdità.

Credo che una comunità di fedeli possa essere molto efficace quando comprende la gioia e la serietà allo stesso tempo. Le congregazioni che sanno ridere insieme sulla stupidità del mondo e sulla nostra stupidità come individui sono forse meglio attrezzate per uscire nel mondo e non solo ridere insieme, ma insieme costruire case, dar da mangiare ai poveri e impegnarsi in una autentica esplorazione spirituale. Poiché ridere insieme ci insegna a sentirci parte del tutto.

"Ridere insieme aiuta a imparare a sentirci parte di tutto il mondo. "
-- Rev. John Millspaugh

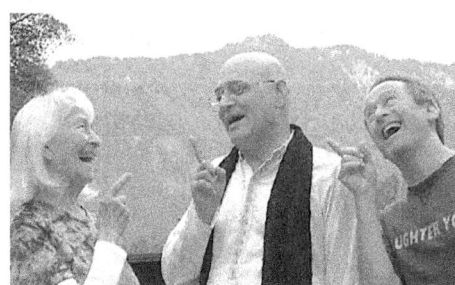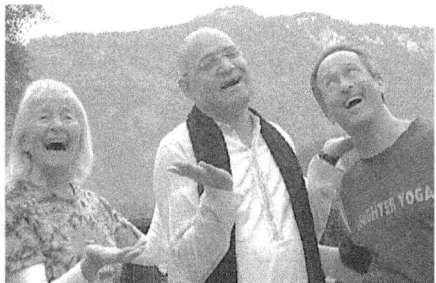

Ruthe Gluckson (la madre del autore), Dr. Kataria e L'Autore
Svizzera, Maggio 2011

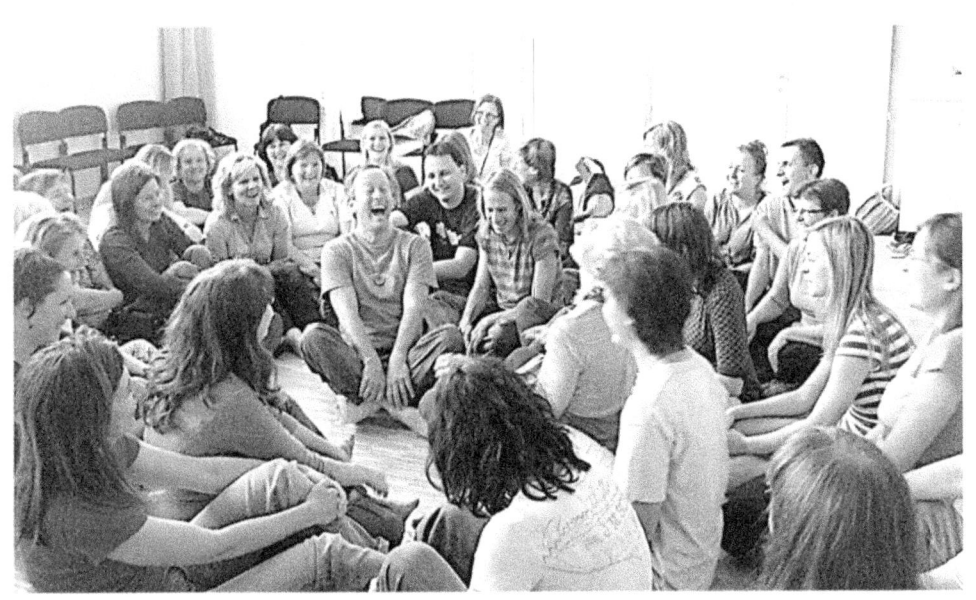

Meditazione della Risata (Seduti)

Slovenia, 2011

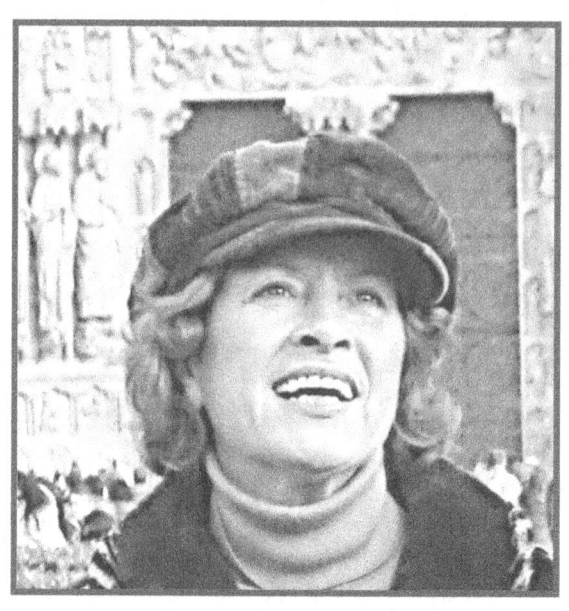

Françoise Rousse
Parigi, Francia   Dicembre 2007

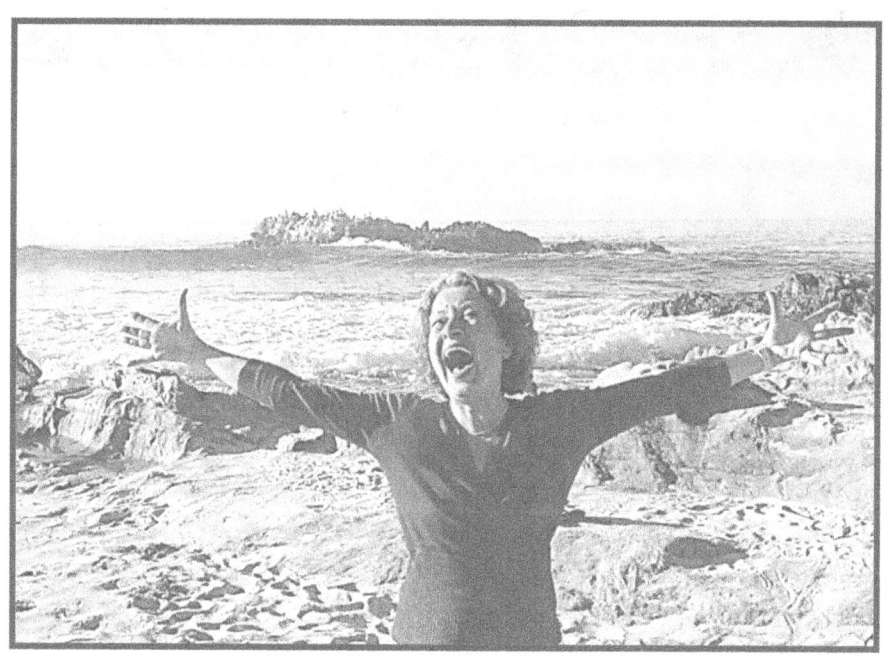

In visita al Laguna Laughter Club
Laguna Beach, California USA Ottobre 2007

Una vita d'amore e di risate
Une vie d'Amour et de Rire

Intervista a Françoise Rousse
Direttore dell'Ecole de Rire, Parigi
(Francia)

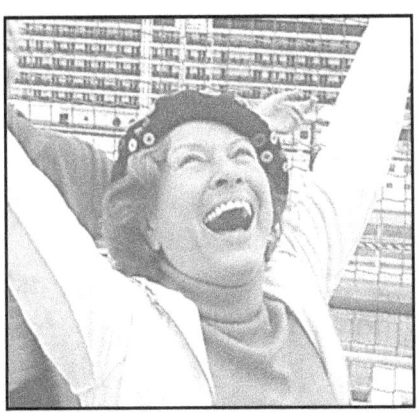

Problemi materiali

Ancora giovane, Françoise Rousse decise che era importante fare molti soldi. Per dieci anni fu addetta alle vendite per una società farmaceutica e, in quel ruolo, aveva il compito di illustrare i benefici delle medicine ai medici che le avrebbero poi prescritte ai propri pazienti.

Un giorno, prese consapevolezza di ciò che le stava accadendo. Aveva la sensazione che ciò che stava facendo non fosse un bene per l'umanità, e questo la metteva a disagio. Nonostante le molte spese a suo carico, prese la decisione di lasciare il lavoro.

All'età di 32 anni, acquistò un vecchio mulino (dell'epoca di Guglielmo il Conquistatore) che era stato ristrutturato in modo da poter essere abitato. Decise di dimostrare a se stessa che era in grado di mettersi in proprio. Cominciò a lavorare con un'amica che vendeva assicurazioni.

Un giorno, nel suo ufficio, entrò un uomo diverso dalla maggior parte della gente, che le fece provare una specie di illuminazione. L'uomo, che parlava pochissimo, lavorava per una grande compagnia di assicurazioni. Il suo cuore la spinse a lavorare con lui. Aprì una propria agenzia, si costruì la clientela e il successo andando di casa in casa, offrendo con garbo la propria assistenza, conquistando così fiducia e fidelizzazione, fino a essere riconosciuta come "l'agente di assicurazioni amichevole del vicinato."

Dopo otto anni, Françoise vendette il suo database clienti e la sua casa-mulino. Suo figlio Julien, di sette anni, amava gli sport, così si spostarono a Parigi, dove più facilmente potevano partecipare (lei stessa amava la vitalità della metropoli). Nei quattro anni che seguirono, condusse una vita straordinaria e magica, diventando una star nel settore immobiliare. Trovava facile vendere le proprietà, questo lavoro le piaceva molto e si era costruita un'ottima reputazione. Ma il lavoro prendeva molta parte del suo tempo, spesso era costretta a fare molto tardi la sera e il suo bambino aveva bisogno di lei. Così decise di fermarsi. Françoise e Julien trascorsero tre mesi in Florida, andando in piscina tutti i giorni. Tornò a Parigi e riposò per un anno.

Françoise allora cominciò a disegnare articoli per la scrittura di gran moda, li faceva costruire in Italia, e li vendeva a negozi di lusso. Riuscì a realizzare molto denaro, ma, dopo dieci anni decise che una carriera lavorativa di quarant'anni era abbastanza lunga e vendette il proprio business così ben avviato. Per i successivi sei mesi seguì il proprio istinto. Andava a dormire quando ne aveva voglia, camminava nei boschi, passeggiava per i viali di Parigi…

Il potere del sorriso

Françoise: Un giorno stavo camminando per le strade di Parigi e pensavo "E' un peccato che i parigini non sorridano. Sorriderò a qualcuno di loro e ne vedrò la reazione." Guardai negli occhi una signora e con tutto il mio cuore le rivolsi un sorriso. Lei fu molto sorpresa. Mi si avvicinò e mi chiese "Ci conosciamo, forse?" Risposi "No, ma ora... sì!"

Grazie al sorriso, tutto davvero è possibile. Questa donna mi disse "Se tutti al mondo sorridessero così, come sarebbe bella la vita!" Mi parlò per un'ora e mi raccontò la sua storia. Fu meraviglioso. Quando tornai a casa, capii che tutti vogliono sorridere, ma che *nessuno vuole essere il primo a farlo*. Aspettano che siano gli altri a farsi avanti. E' un'abitudine sociale, il fatto di non sorridere agli sconosciuti.

Ho realizzato due eventi "del sorriso" a Parigi, e poi per tutta la Francia. Ho creato un'associazione, "Il giorno del sorriso", ma più tardi (per conflitti di marchio) ho cambiato il nome in *"T'es plus chouette quand tu souris"* ["Sei adorabile quando sorridi"].

Dal sorriso alla risata

Pochi mesi più tardi, incontrai il Dottor Kataria. Era apparso in una celebre trasmissione televisiva francese. Aveva annunciato il suo arrivo con un seminario e io mi iscrissi. Studiai con lui lo Yoga della Risata e fondai il mio Club. "E' fantastico!" pensai. "Ridere e sorridere sono la stessa cosa. Veramente, il sorriso apre la porta e la risata è l'energia – la gioia, l'azione – per ripulire le emozioni e sbarazzarsi della negatività.

Il mio primo Club fu al *Bois de Vincennes* [il **bosco di Vincennes**] che era molto vicino a casa mia. Il primo giorno avevo solo quattro persone, ma anche una buona visibilità mediatica da "Le Journal le Parisien." Pubblicarono delle belle immagini. A poco a poco, cominciò ad arrivare più gente. Era inverno e le sessioni si tenevano la domenica mattina. Faceva molto freddo, ma funzionava lo stesso.

Un anno dopo, feci partire un'altra serie di sessioni a *Les Jardins du Luxembourg* [i **giardini del Lussemburgo**]. Questo club è aperto ormai da otto anni. Il lavoro sulla risata comincia a essere noto in Francia e ora funziona regolarmente. Mi considero molto fortunata per essere stata scelta dal comune di Parigi per condurre sessioni di yoga della risata nelle case di riposo della città. Ce ne sono più di 50, e ci sono altri 100 istituti simili a Parigi. Era un compito molto impegnativo. Ho condotto sessioni di risate nelle case di risposo (incluso il grande *Hopital Bichat*) una o due volte al mese.

Ho tenuto conferenze e workshop nei centri culturali e nelle compagnie di assicurazione che spesso avevano centri fitness al proprio interno. Ho raccontato la mia storia professionale e personale e ho spiegato perché ridere fosse salutare, tengo tuttora presentazioni nelle aziende una o due volte ogni mese.

Gratis e a pagamento

Nelle mie sessioni di yoga della risata a Parigi tutti pagano una piccola quota. Per il pubblico, fatto di privati, il costo è di cinque euro per sessione ai Giardini del Luxemburg. C'è anche una tessera associativa che costa 30 euro all'anno. Con questa tessera, gli studenti pagano la tariffa ridotta di tre euro per sessione invece di cinque.

Alle aziende, chiedo un compenso da 200 a 300 euro all'ora; la maggior parte delle sessioni dura un'ora. La somma più importante che ho ricavato dal mio business è stata di 1.500 euro, oltre alle spese di trasferta, per una conferenza che ho tenuto nella regione del Midi.

Presentare lo Yoga della Risata nel mondo del lavoro

JB: *Che consiglio daresti a chi è nuovo allo Yoga della risata e vuole proporsi alle aziende?*

FR: Prima di tutto, informatevi. E' difficile lavorare nel mondo degli affari se non si ha familiarità con lo spirito di impresa. Sarebbe meglio aver già contattato l'azienda per sapere come opera, meglio ancora averci lavorato un po' in precedenza.

Quando si esegue un programma, il mio consiglio è semplicemente non fare domande, agire e basta, in modo semplice e lineare. Mantenetevi leggeri. Non inserite troppi esercizi, non più di mezz'ora. Poi parlate. Chiedete alle persone di darvi le loro impressioni. Incoraggiate i partecipanti a condividere le proprie opinioni.

JB: *Quanto tempo ci è voluto perché il tuo business si sviluppasse?*

FR: Bisogna avere molta pazienza all'inizio. Al mio terzo anno di attività, dopo che i mass-media avevano dato una buona visibilità al mio lavoro, le aziende hanno cominciato ad avere fiducia in me. Oggi, sono loro a contattare *me*. Non faccio pubblicità. Ho un buon sito web con le referenze che mi arrivano da una clientela prestigiosa. Il mio target comprende anche medici, infermiere, studenti di medicina, personale di cura, ecc.

Alla fine di una sessione, faccio capire ai partecipanti che sono loro i responsabili delle loro vite, che possono davvero creare la vita che desiderano, se compiono tutti i passi necessari per costruire la propria autostima e considerare che sono loro gli artefici della propria esistenza, indipendentemente dalle circostanze esterne. Sono loro soltanto che possono decidere del proprio destino. Non debbono pensare che la vita avviene per caso, o che è in balia di forze esterne, o che dipende da altri. Sono io che decido della vita che voglio costruire. Questo è il messaggio che do a tutti; anche alle aziende.

Nel mondo degli affari, c'è un sacco di confusione e ci sono molti equivoci. La gente non è consapevole del potere che possiede. Ciò capita spesso nella sfera personale. Le persone che lavorano devono sapere di avere potere. C'è molta infelicità, c'è tanta sofferenza fra chi lavora nelle grandi aziende. La gente accetta qualsiasi cosa perché ha paura di perdere il posto. E' una situazione molto delicata, perché quando entro in un'azienda, ovviamente è anche presente il capo. Bisogna essere molto prudenti, sottili. Così dico le cose con cautela; non voglio creare altri problemi, oltre a quelli che già esistono.

Se lavori per un capo, devi svolgere il tuo lavoro come se tu *fossi* il capo, perché, quando lavori con gioia e con amore ricevi moltissimo. Il capo è contento, noi siamo contenti e si crea un clima di cooperazione. Tutti desiderano lavorare in un ambiente così.

JB: *Nei tuoi seminari, spieghi che lo Yoga della Risata migliora le relazioni di lavoro?*

FR: Sì, è importante lavorare con un atteggiamento del tipo "Il capo mi ricompensa economicamente, e noi abbiamo uno scambio. Io do il mio lavoro, il capo mi dà lo stipendio." Bisogna metterci il cuore. Quando non si è più a proprio agio con la professione, allora è meglio lasciare e fare qualcos'altro. E' fondamentale accettare il lavoro con il cuore. Se no, facciamo del male a noi stessi e a tutto il personale. E' come un veleno quando qualcuno non ama il suo lavoro. Si avvelena l'ambiente e ci si avvelena. Meglio scegliere di creare questo atteggiamento spirituale: "Amo ciò che faccio e lo faccio con tutto il mio cuore. Quando ne avrò abbastanza, sceglierò di fare qualcos'altro."

Alle persone che lavorano, normalmente scelgo di dare una spiegazione più scientifica, altrimenti il discorso sarebbe troppo lungo.

JB: *Se fossi un capo e ti dessi quindici secondi per attirare la mia attenzione, che cosa mi diresti?*

FR: Sono qui per portare una vita nuova alla sua azienda, generando una comunicazione autentica. Spesso sul lavoro, si indossa una maschera. Ci si crea un'immagine che non corrisponde all'autentico sé, e quando si proietta qualcosa di falso, l'altro sente che l'energia non scorre adeguatamente. Dobbiamo fare ritorno alla nostra autenticità, migliorare la comunicazione e sviluppare questo tipo di atteggiamento: "Tutto ciò che faccio, lo faccio bene. Faccio il mio lavoro con tutto il cuore, vado a lavorare con il sorriso sulle labbra, sono gentile con tutti, so apprezzare gli altri, dicendo, ad esempio. 'Ah! Com'è bello l'abito che indossi! Come stai bene! Che bella acconciatura!'"

La risata nelle aziende è un mondo a parte. Il sorriso è l'apertura. Quando c'è il sorriso, poi arriva la risata. La risata arriva naturalmente. Così, quando si è pronti, quando il sorriso ha preparato la strada, si può offrire la risata. Ma prima bisogna creare il sorriso. L'apertura è il sorriso. Sorridete prima; *poi* viene la risata.

Se apro la porta dico *(con gentilezza)* "Buon giorno" e non *(forte, in modo scomposto)* "SALVE!" Guardo la persona negli occhi, sorrido, dico "Ciao. Che bella camicia hai oggi! Ottima scelta. Bravo!" e, in un secondo tempo, la risata arriva naturalmente. Occorre prima incontrarsi, connettersi all'altro, dargli importanza, "Ah! Ti sta bene questa camicia!"

Messaggio al mondo

JB: *Che cosa ti piacerebbe dire all'intero mondo della risata?*

FR: Siamo davvero su un bel percorso. In tutto il mondo la gente si muove verso una maggiore gioia e una maggiore verità. Anche se il mondo si trova in una situazione molto difficile e caotica, questa è una fase che sta volgendo al termine. La gente è pronta a vivere in maniera più autentica, più veritiera, più dal proprio cuore. Credo che ci stiamo muovendo verso un mondo migliore, pieno di *amore*, e di risate... La risata è Amore!" *("Le Rire* **est** *l'Amour")*

> « *La joie est le plus grand état d'Etre,*
> *et le rire est* « *l'outil* » *qui permet d'y parvenir.* «

La gioia è il più grande stato dell'Essere, e ridere è lo "strumento" che permette di raggiungerla. **-- Françoise Rousse**

Trascritto e tradotto dal francese da Kathy Burns

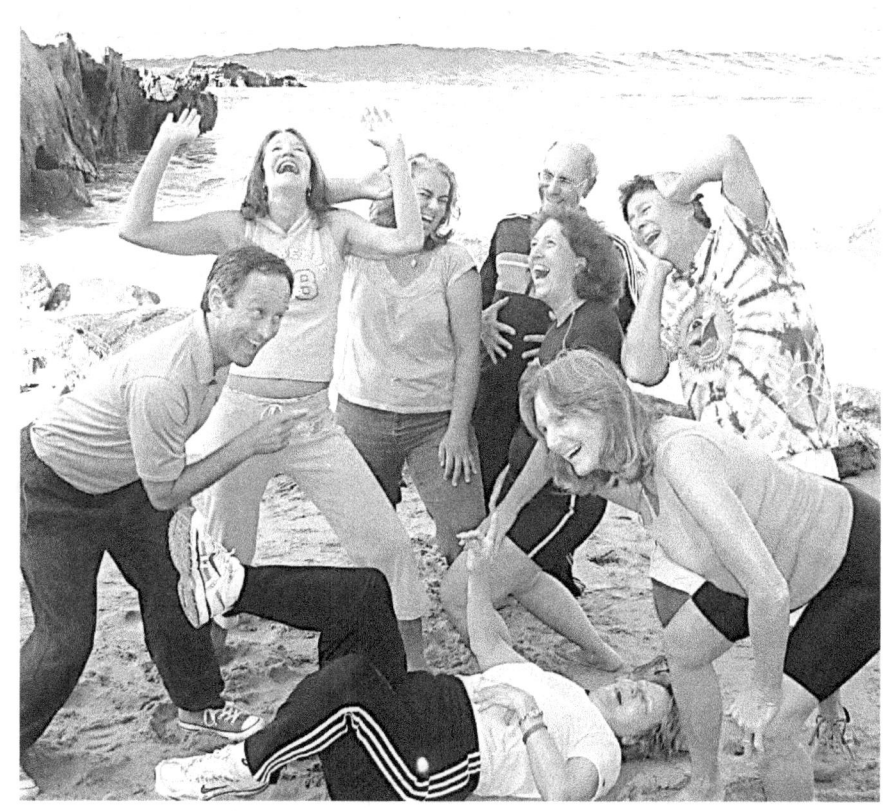

Un esercizio di Yoga della Risata

Ridere senza scherzi

SECONDA PARTE: STORIE, SERMONI E RACCONTI (lunghi e brevi)

Bali Good, Bali Good, Yay!

Una storia vera da Kathryn Burns

Gratitudine. Una pratica efficace quando applicata intenzionalmente, specialmente quando si combina con lo Yoga della Risata. Nel 2008 ho festeggiato il Giorno del Ringraziamento in modo memorabile. Ho dei bei ricordi dell'infanzia nei giorni del tacchino e, in età adulta, la maggior parte delle mie vacanze del ringraziamento sono trascorse in modo gioioso, andando agli spettacoli di Natale alla Knott's Berry Farm con i miei meravigliosi amici di teatro... tuttavia, quel particolare novembre fu speciale e unico.

Il 10/10/2008 era il mio cinquantesimo compleanno. Scelsi di festeggiare l'evento realizzando un vecchio sogno, quello di fare un viaggio nella magica isola di Bali in Indonesia. Trovai un tour che combinava la pratica Yoga e le escursioni culturali. *Quelle aventure!* Avevo voglia di viaggiare sola per rendere flessibili i miei muscoli dell'avventura e rivitalizzare il mio coraggio di viaggiatrice, che avevo lasciato assopire negli anni. Ero in cerca di svago e di rinnovamento.

Una volta stabilito l'itinerario, colsi un'opportunità e verificai se ci fossero leader certificati di Yoga della Risata a Bali. Sapevo che il Dr. Kataria, il fondatore dello Yoga della Risata, aveva tenuto in quell'isola un corso l'anno precedente. Con una audacia insolita per me, mandai mail a stranieri in terra straniera. Ed ecco, ottenni risposte entusiaste e numeri di telefono internazionali da contattare al mio arrivo. Caspita! Era eccitante!

Alloggiavo nella mia bella villa nella città di montagna di Ubud, in una giungla profumata di terriccio lussureggiante, fiori Regina della Notte (che noi chiamiamo tuberose) e incenso al sandalo dappertutto, seguivo le mie lezioni di yoga due volte al giorno, nonostante la temperatura elevata dell'afosa Bali, affacciandomi sulle risaie con bufali indiani al pascolo, mentre il suono del flauto echeggiava nella stanza. Mi piaceva condividere risate e sorrisi con i locali, senza nessun altro motivo se non il piacere di farlo. Sembravano comprenderlo.

Visitai templi e risaie, assorta a nutrirmi della bellezza naturale, intrisa di arte, che era dappertutto. Bei tempi. Il mio cuore si sentiva a casa, immerso in questa miscela equilibrata di spiritualità balinese, di espressione artistica, di cultura, di interazioni personali gioiose, lì dove c'era un valore profondo di rispetto per la bellezza naturale di ogni tipo.

Volevo chiamare i miei contatti di risate, ma non sapevo come. Chiesi, più che amichevolmente, allo staff balinese del mio residence e loro mi aiutarono. Mi accorsi di un uomo anziano, gentile, elegante nel suo abito tradizionale bianco, che stava in piedi accanto a me. Non lo avevo mai visto prima. Sembrava aver intercettato la mia telefonata! Lo considerai un fatto inusuale, ma continuai nervosamente la mia conversazione al telefono. Grazie a Dio, Kadek Suambara (questo era il nome del leader con cui stavo parlando) parlava l'inglese meglio di quanto io biascicassi qualche frase indonesiana appena imparata.

"Ho ho ha ha ha! Benvenuta, mia cara sorella di risate! Vieni nel mio centro di meditazione giovedì sera e conduci tu stessa una sessione di yoga della risata! Sarà bello."

"Oh mio Dio! Questo è un sogno che diventa realtà! Naturalmente ci verrò e condividerò la sessione con te. Quale è il tuo indirizzo?"

"Oh, tutti sanno dov'è."

"Posso venirci a piedi dal centro di Ubud dove sono ora?"

"Ha ha ha... no, è troppo lontano. Puoi prendere un taxi. Mi conoscono tutti."

"Ma *dove*? Potresti per favore darmi un' *idea* di dove ti trovi? Un posto o un nome da dare al tassista?"

"Ha ha ha... Voi americani. Non ti preoccupare. Tutti sanno dov'è. "

"Uh, ...ma non..."

"Ha ha ha... 'ci vediamo giovedì sera!" Click.

Ero in ansia e sconcertata, nella mia necessità, tipicamente occidentale, di sapere e tenere tutto sotto controllo, quando il signore elegante vicino a me cominciò a ridere, battendo le mani e cantando"Ho ho ha ha ha!"

Ho ho ha ha ha??? Questo è il mantra internazionale dello Yoga della Risata! Era deliziosamente familiare sentirlo da Kadek. Ma come faceva quell'uomo a conoscerlo? Non l'avevo mai sentito prima in un paese straniero e ora: due volte nel giro di pochi minuti. Senza esitazione risposi: "Ho ho ha ha ha!" Sentivo che questo sconosciuto mi era amico..

"Posso aiutarla? Sono il proprietario di questo esercizio e ho sentito che lei condurrà una sessione di Yoga della Risata nel centro del mio buon amico Kadek questo giovedì."

"Sì... uh, dove si trova *esattamente*?"

"Ha ha ha... tutti sanno dov'è. "

Era evidente che non ero inclusa nella definizione balinese di "tutti".

"Non si preoccupi. Lei è mia ospite qui, e metterò a sua disposizione un autista. Sarà per me un piacere. Kadek è un mio vicino e buon amico. Andiamo in città in auto insieme. Lui mi ha insegnato questo Yoga della Risata così spirituale. Noi balinesi ridiamo sempre. Comprendiamo il valore della risata come medicina. E' parte della nostra preghiera. Abbiamo un'antica tradizione di meditazione sorridente. Kadek viene da una famiglia storica di sacerdoti."

Che coincidenza! Cominciai a sentirmi un po' più a mio agio, e tuttavia ero ancora un po' esitante a dimenticare tutte le mie perplessità, perciò stavo considerando l'alternativa di uscire con i miei nuovi amici di Yoga che parlavano inglese. D'altra parte, praticare lo Yoga della Risata a Bali era uno degli scopi primari del mio viaggio, e non volevo *non* fare questa cosa.

Venne giovedì, Giorno del Ringraziamento! La cavalcata libera era stata organizzata, secondo le promesse. Nessuno del mio tour Yoga volle unirsi a me: avevano altri progetti. Io ero eccitata e, al tempo stesso, avevo un po' paura ad andare da sola in un luogo che non conoscevo, di cui non avevo nemmeno l'indirizzo. Ma, caspita... questo era proprio ciò che mi ero ripromessa di fare... giusto?

L'affermazione "Sei al sicuro anche nell'avventura" continuava ad affacciarsi alla mia mente, zampillando da una primavera interiore sconosciuta, affascinante, serena.

Il sole cominciava a tramontare. Era l'imbrunire. Avevamo lasciato la città. Nessuna luce, solo risaie e qualche dimora isolata. Non avevo cellulare. Nonostante il mio senso dell'orientamento da viaggiatrice, non riuscivo a capire dove fossi e a tenere traccia delle curve e delle strade serpeggianti che stavamo percorrendo. Oh Dio, che cosa avevo fatto?

"Siamo vicini?" dissi con un filo di voce.

"'E' ancora un po' distante" cinguettò allegro il mio autista, mentre l'auto sbuffava, nel fango, per quelle tortuose strade nel buio.

"Dove stiamo andando esattamente?" insistetti.

"Ha ha... tutti sanno dove Kadek va a ridere il giovedì sera."

Acc... questi balinesi. Arrivammo in un piccolo villaggio rurale zeppo di gente e scarsamente illuminato. Una fantasia di profumi di cucina, odore di riso e spezie riempiva le strade. Molto esotico. L'allegro autista (i balinesi sembra che siano sempre contenti!) mi lasciò al "Taman Hati Garden Heart Center." *Aveva* un nome, dopo tutto. Un complesso molto pulito e bello per la meditazione e per le cerimonie yoga. Memorizzai il nome.

"Arrivederci!" sentii mentre l'auto si rimetteva in moto.

"Dove va? Mi *lascia* qui? Pensavo che mi avrebbe aspettata. Per favore!? Come faccio a ritornare? Dove sono?" Il panico stava danzando un tango selvaggio nel mio cuore e nella mia testa. Non stavo sudando solo per la temperatura dell'isola.

"Ha ha ha ha... sarà bellissimo. Qualcuno ti porterà indietro. Sarà un onore! Vedrai!" mi gridò mentre l'auto si allontanava lasciandomi sola in una strada buia. Non avevo mai provato quel mix di terrore, intrigo, mistero, curiosità e senso di autentica stupidità prima di allora, viaggiando da sola. *Che cosa avevo fatto?* "Sei al sicuro, anche nell'avventura. Specialmente ora." Ecco di nuovo questo pensiero. Respirai profondamente. Volevo cacciar via, ridendo, lo stress, ma rimasi tranquilla.

Aprii il cancello e mi avventurai per un sentiero buio. Man mano che i miei occhi si abituavano alla luce fioca, vedevo molti locali di ogni età guardarmi con una dolce e aperta curiosità: "Come ha fatto questa donna bionda ad arrivare fin qui; e con quale scopo?" Sembravano gentili, come tutti i balinesi che avevo incontrato. Vecchi, bambini, coppie, monaci, adolescenti... erano tutti lì nel buio, in attesa. Mi guardavano, incuriositi. Nessun turista, nessun occidentale era in quel luogo, a parte me. Nessuno parlava inglese. "Respira, KB." Faceva caldissimo...Gli insetti e il profumo inebriante dell'incenso e dei fiori esotici, mescolati con il cocktail di adrenalina dentro di me, mi stavano sopraffacendo.

"Non andare nel panico" mi dicevo. "Respira, KB. Ricorda perché sei qui. Presto riderai." Continuavo a cercare Kadek. Ci eravamo incontrati per poco tempo il giorno prima a Ubud. Era così simpatico e accogliente. Mi sarei sentita subito a mio agio, incontrandolo. Ma dov'era?

Mi era stato insegnato, nella formazione che avevo seguito, la maniera di connettermi universalmente alla famiglia dello Yoga della Risata. Pensai di dare un segno.

Dolcemente, sentendomi un po' stupida e con un po' di paura, cominciai a battere le mani all'altezza del cuore intonando il mantra, "Ho ho, ha ha ha..."

Improvviso silenzio. *Molti* occhi che brillavano nel buio si voltarono verso di me. I miei occhi spalancati sfrecciavano avanti e indietro, mentre il mio canto lentamente svaniva e lasciavo ricadere le mani ai lati. Cuore in allerta. Mi domandavo "E adesso che faccio?"

Allora, una *esplosione* di "Ho ho, ha ha ha" si levò dalla folla, che rideva, ballava, cantava con le braccia spalancate. Nessuna parola in inglese, e, ciononostante, una comunicazione straordinaria. Due anziani mi sollevarono, mi portarono nel tempio, dove mi deposero su un tappetino yoga in una posizione d'onore, vicino all'altare. La gente mi abbracciava e rideva e scattava fotografie. Il mio sollievo fu uno tsunami di gioia, mentre ridevo e mi presentavo e stringevo nuove amicizie. Le luci del tempio si accesero e questo mi aiutò a capire meglio dove mi trovassi.

"Caspita! Credo che abbia funzionato," pensai. "Sembra un film. Dov'è Kadek?"

Si mostrò splendente nel suo abito bianco da cerimonia e con eleganza mi diede il benvenuto in inglese, poi mi presentò in lingua indonesiana a una folla di almeno duecento persone. Seguì un'esplosione di gioia. Non era la mia solita Serata del Ringraziamento.

Cominciammo la cerimonia. Non avevo idea di che cosa mi dovessi aspettare. Tutti, me compresa, ci sedemmo sui tappetini recitando lentamente OM con la massima concentrazione, per venti minuti, mentre le campane balinesi tintinnavano e le zanzare mi ronzavano nelle orecchie. Il Club della Risata di Laguna Beach era sicuramente diverso. A caso, alcune frasi del *Mago di Oz* mi giravano in testa: "Non sei più nel Kansas." "Arrenditi, Dorothy." Ha! Questo era davvero spettacolare; una visione luminosa della mia vita fino ad ora. Non avevamo ancora iniziato la parte di risate! Non potevo cessare di sorridere con gratitudine, mentre meditavamo.

I miei occhi rimanevano spalancati, come il mio cuore. Non solo stavo BENE, ma ero in mezzo a qualcosa di straordinario. "Grazie," udivo la mia vocina interiore. Le statue scolpite mi sorridevano e l'energia collettiva era vibrante e serena. Un caldo sorriso radioso cominciò a sciogliere, nel mio cuore, tutte le paure, trasformandole in una calma beatitudine.

Kadek e io finimmo con il condurre gli esercizi di Yoga della Risata. Finalmente a casa! Ridemmo gioiosamente con gli esercizi del Cellulare, del saluto Namaste, con la risata del Frullato, e altre.

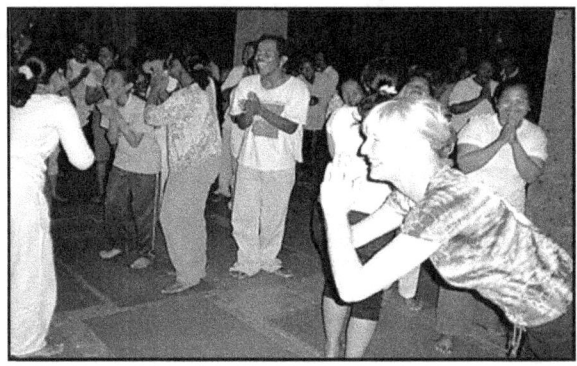

usai qualcuna delle frasi indonesiane che avevo imparato da poco e loro ne furono entusiasti! La risata gioiosa era semplicemente assordante; più forte e piena di quanto avessi mai sperimentato. La base comune di questi esercizi e il legame fra persone che ridono insieme non hanno davvero bisogno di traduzione. Mi sentivo volare. Benedicevo, dentro di me, Madan Kataria e Jeffrey Briar per avermi insegnato questa pratica straordinaria. "Questa sera un sogno è diventato realtà e ha superato ogni mia aspettativa. grazie" pensavo mentre mi immergevo in quello spettacolare bagno di rumore, sommando la mia voce a tutti quei suoni gioiosi.

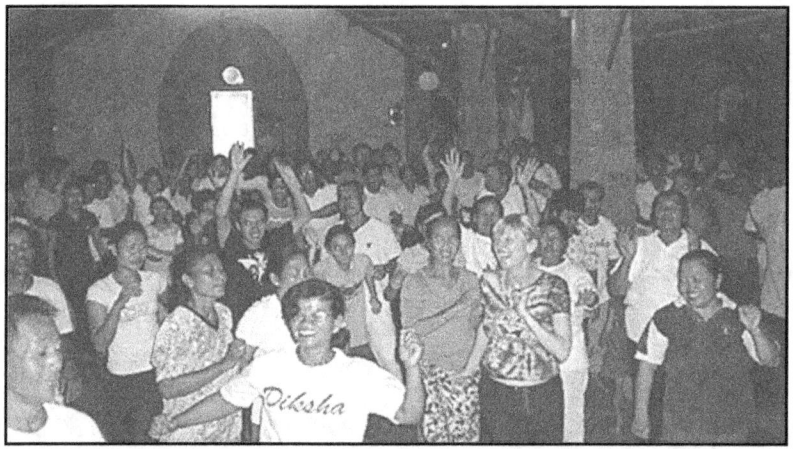

Dopo, ballammo per mezz'ora al suono di un eclettico mix di musica tradizionale sudanese, kirtan dell'India orientale, pop e disco. Ridemmo intenzionalmente per tutta la durata della danza. Mi sentivo avvolta da questa magica ed esilarante atmosfera.

Al termine entrammo in una meditazione silenziosa di rilassamento. Dopo, scattammo fotografie, ci abbracciammo, facendo anche qualche tentativo di conversazione, ridendo ancora. Un tale entusiasmo! Ricordo di aver scambiato una "risata del leone" con una esile donna anziana sdentata. Ridemmo *così forte* sentendoci così vicine l'una all'altra, che mi sembrava fosse una mia parente.. Molti nuovi amici meravigliosi reclamavano il privilegio di riportarmi a casa. Ha ha ha! Kadek mi invitò a condurre una sessione di Yoga della Risata a una festa di compleanno per un'orfana di sette anni, nel suo orfanotrofio. *Avrei accettato*? Non chiesi nemmeno l'indirizzo o le indicazioni. Sapevo che in qualche modo sarei stata...al sicuro anche nell'avventura. Ora più che mai.

Di ritorno nell'hotel, sotto la mia zanzariera con la sinfonia dei gechi, dei gusci dei frutti e delle scimmie (fuori dalla porta della mia stanza), sorrisi timidamente, bisbigliando "Grazie, grazie." mentre cadevo felicemente nell'abbraccio di un sonno ristoratore.

18 novembre 2009

"Sei al sicuro, anche nell'avventura.
Ora più che mai."
-- Kathryn Burns

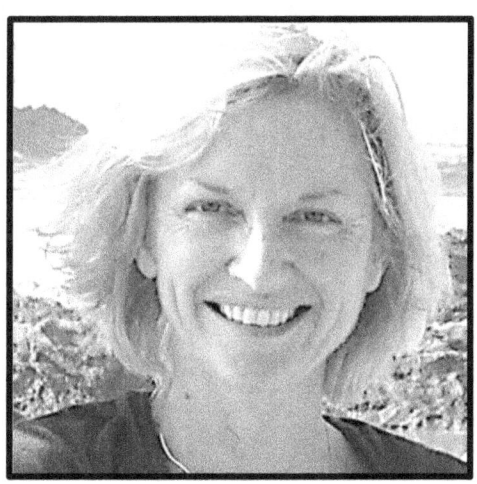

Kathryn in Laguna Beach (California USA)

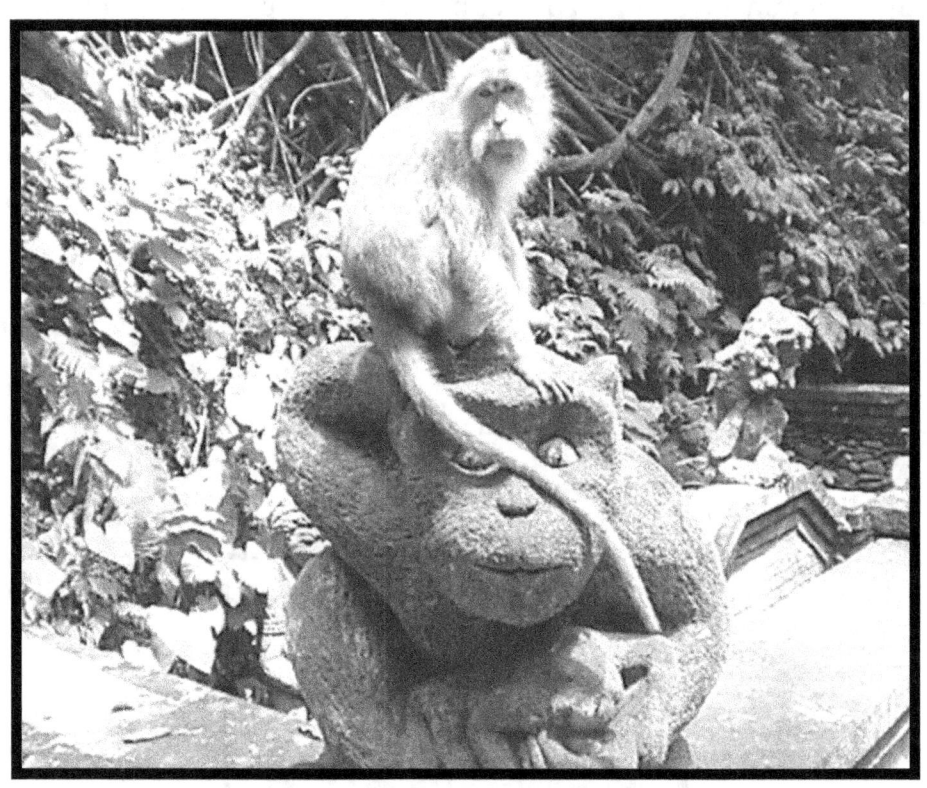

Comitato di benvenuto (Bali)

Il ministro luterano che ride

Una testimonianza del Pastore Laura Gentry

Nel mio ministero è accaduto qualcosa di divertente. Quando chiamo al telefono i miei parrocchiani dicendo, "Salve, sono il Pastore...," spesso, dall'altro capo della linea, sento qualcuno che scoppia in una risata. Solo il suono della mia voce provoca questo fenomeno.

Quando mio marito e io usciamo di sera per una passeggiata, un sacco di gente si mette a ridere, incontrandoci. C'è una coppia che ha addirittura l'abitudine di uscire nel proprio portico ridendo a crepapelle finché noi rispondiamo con una risata.

A volte, vedo qualcuno che si sporge dal finestrino dell'auto e ride.

Direste che sono un'attrice comica famosa, per come la mia presenza provochi tante risate. Un fenomeno incredibile! Non avrei mai immaginato che, introducendo lo Yoga della Risata nella mia piccola comunità luterana, avrei portato tanta gioia nella vita di molti.

L'intera faccenda è iniziata con allegria. Mi era stato chiesto di scrivere un articolo per una rivista cristiana on-line destinata a un pubblico femminile, composto soprattutto da giovani donne. Mi lusingava il fatto che l'editore avesse pensato a me, per un articolo sulla gioia, ma dentro di me, sentivo che mi mancava sempre più quel sentimento di leggerezza che provavo un tempo.

Gli stress dell'età adulta possono essere troppo gravosi da sopportare. Come pastore, condivido le storie delle persone che sono chiamata a servire. Ho lavorato sia in grandi città sia in piccoli centri e l'esperienza umana è essenzialmente la stessa dappertutto. Ci sono molti racconti di perdita, di rabbia, di paura, di ferite. Può essere davvero molto faticoso. E, nonostante assista i miei parrocchiani nel caricare i loro fardelli sulle spalle di Dio, spesso me ne vado con addosso la tristezza delle loro sofferenze.

Perciò, come è possibile passare attraverso questo mal di cuore (sia quello nostro sia quello degli altri) e trovare la gioia? Questo era l'argomento che stavo cercando di trattare nell'articolo. Uno dei punti che avevo elencato era che avremmo dovuto "intraprendere un'azione gioiosa." Bella idea, vero? Ero fiera di me stessa per aver avuto questa idea. Tutti sappiamo che cosa ci rende felici. Perché, allora, non inserire queste attività finalizzate alla gioia nella lista delle cose da fare? Non c'è da stupirsi se di solito non siamo così contenti come vorremmo essere. Per procurarci gioia, dobbiamo costruirla.

All'improvviso, mi accorsi che stavo suggerendo qualcosa che avrei dovuto consigliare per prima a me stessa. Intraprendere un'azione gioiosa. Quale azione avrei dovuto intraprendere con urgenza? Che cosa avrei potuto fare? Fu allora che ebbi un flash. Volevo avviare un club della risata nella mia chiesa. Avevo sentito parlare del movimento internazionale dello Yoga della Risata alla BBC, in una serie di documentari dal titolo"The Human Face" (il volto umano, n.d.t.) e la cosa mi aveva incuriosita. Era stato un anno prima e non avevo fatto niente al riguardo fino a quel momento. Ora, ero pronta a entrare in azione per salvaguardare la mia gioia.

Affrontai il concilio della mia chiesa con la ridicola idea che il pastore voleva andare dallo Iowa fino in California per frequentare una "scuola di risate" e diventare un leader certificato di Yoga della Risata, in modo da poter aprire un club nella propria chiesa. La reazione, naturalmente, fu una risata. In apparenza, ero abbastanza determinata perché li convinsi a lasciarmi usare tempo e denaro, che erano destinati alla mia formazione, in questa impresa.

I Club della Risata, imparai, sono apolitici, non religiosi e non hanno altra agenda se non ridere. Ciò mantiene i gruppi aperti e accoglienti. La nostra chiesa decise che avrebbe rispettato queste norme, sponsorizzando un Club che sarebbe stato gratuito e aperto al pubblico. Non avremmo usato questo club per fare proseliti ma semplicemente lo avremmo offerto a chiunque per promuovere la salute e la felicità nella nostra comunità. Come risultato, avremmo avuto gente da tutta la zona che avrebbe frequentato il Club.

Dopo due anni che ci ritroviamo ogni mercoledì per ridere insieme, sono sempre più meravigliata per ciò che lo Yoga della Risata ha portato nella mia vita e nel mio ministero. Sono convinta che lo spirito e la filosofia di questo esercizio non religioso sia perfettamente in linea con la fede cristiana.

Il Dr. Kataria ha detto, nel suo giornale on-line, che il nostro club della risata in chiesa è un'idea rivoluzionaria. Ha scritto "E' per me un grande piacere e fonte di soddisfazione vedere che una chiesa in America ha adottato lo Yoga della Risata per portare salute alla propria comunità." Spera che più chiese nel mondo seguano il nostro esempio e promuovano i valori spirituali attraverso lo Yoga della Risata.

La nostra congregazione è diventata famosa come la chiesa che ride e così abbiamo anche cambiato il nome del nostro sito web, facendolo diventare www.laughinglutherans.com. La Chiesa Luterana Evangelica in America ha riconosciuto il servizio di risate che abbiamo istituito. Mi hanno invitata a scrivere sulla rivista nazionale, il Lutheran, e un programma dedicato al benessere ha menzionato il nostro Club della Risata nella propria newsletter.

Non sono sicura che il salmista si riferisse alla risata quando scrisse "Acclami il Signore tutta la terra, gridate, esultate con canti di gioia" (Salmo 98:4) ma esultare al Club della Risata mi ha certamente riportato la gioia. Ora sono più contenta di quanto non lo fossi mai stata prima. Sì, ci sono ancora alti e bassi nella vita di ogni giorno, ma il mio livello medio di gioia – la mia base di gioia – aumenta sempre di più. Questa gioia crescente mi dà un senso più profondo della costante presenza di Dio.

Non sono la sola a beneficiare di questa gioia. Tutte le nostre risate abituali sono sempre più felici. "Ti solleva il morale perché ti dico, vai a ridere e la risata fa bene all'anima," spiega Avis Davis, un membro della chiesa che frequenta il Club fin dal primo giorno. . "Il tempo vola a una sessione di risate. Si ride e ci si sente... oh, si torna a casa sentendosi davvero bene e i benefici durano per tutta la serata." Davis è riuscita a gestire meglio la propria depressione cronica ora, che pratica regolarmente la risata.

Un altro membro del Club soffre di stress post-traumatico (PTSD). Quando si è trasferita in città, questa signora non aveva nemmeno il coraggio di camminare per la strada. Lesse del nostro Club della Risata su un quotidiano e, dietro suggerimento del proprio terapista, fece una prova. Subito, trovò sollievo dai sintomi debilitanti e ora attribuisce alla propria partecipazione al Club il suo rapido progresso verso la guarigione. "Sono felice di stare di nuovo tra la gente!" dichiara, "ho sperimentato momenti di gioia incredibile nel club della risata, che mi hanno messa in cammino verso la pienezza."

Un'altra cosa che ho osservato sugli effetti dello Yoga della Risata è che fa aumentare il nostro amore. La risata incondizionata porta all'amore incondizionato. Quando ridiamo senza motivo, amiamo anche senza motivo. Naturalmente, come Cristiani, abbiamo una ragione per amare: Cristo ce lo ordinò. Ma è difficile convincerci a farlo quando chi cerchiamo di amare è un nemico, qualcuno che ci si mostra ostile o che semplicemente ci disturba. La mente si oppone a questo, ci dice che non ha senso amare ciò che non è amabile.

Invece, negli esercizi di Yoga della Risata, mettiamo a riposo la nostra mente razionale e impegniamo nel gioco la parte creativa del cervello. In questo stato, le cose non devono avere per forza un senso. Possiamo ridere senza bisogno che qualcuno si esibisca in una battuta umoristica. Ridiamo semplicemente perché ci fa star bene e piace al nostro corpo. Quando entriamo in contatto con gli altri in questa risata senza senso, proviamo il piacere di stare con loro e sentiamo affiorare naturalmente un sentimento di amore. Un esercizio che abbiamo inventato si chiama "Ti amo risata". Giriamo intorno facendo un gesto che significa "Ti amo" e poi ridiamo. Questo esercizio si basa su un valore e ci ricorda che, attraverso la risata, coltiviamo la compassione.

Più rido con altre persone, più le amo. E ora che l'ho scoperto, sono arrivata a percepire lo Yoga della Risata come una disciplina spirituale, che apporta gli stessi benefici che si ottengono pregando o adorando. Se mi impegno in questa disciplina, mi avvicino di più a Cristo, vedo i frutti dello Spirito che si manifestano nella mia vita.

Qualcuno può osservare la mia vita e pensare che sia una sciocca. Questa affermazione è difficile da confutare: tengo lezioni sulla risata e conduco regolarmente sessioni di Yoga della Risata, la gente per la strada mi saluta ridendo, non mi vergogno di tirar fuori la lingua ad altri adulti in pubblico, a volte vesto in modo un po' bizzarro per tenere i miei sermoni e mi piace ridere senza motivo. Dall'esterno. Queste cose sembrano fuori posto nella vita di un ministro ordinato, una professione tradizionalmente seria. Ma io credo che la pratica dello Yoga della Risata mi abbia resa un ministro migliore e più empatico, qualcuno che diffonde gioia indiscriminatamente.

Essere cristiani significa credere che la vita trionfi sulla morte. Siamo chiamati a vivere in questa realtà – vivere una vita di resurrezione qui e ora. E quando lo facciamo, implicitamente crediamo in Dio a tal punto che possiamo ridere nonostante le avversità. E possiamo ridere senza motivo.

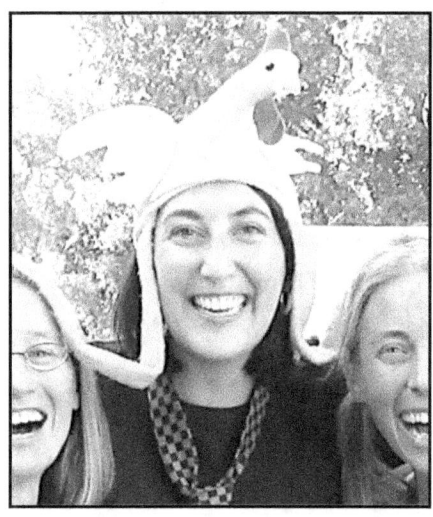

"La risata incondizionata
porta all'amore incondizionato.
Quando ridiamo senza motivo,
amiamo senza un motivo."
-- Pastore Laura Gentry

<- Pastore Laura Gentry (e amiche)

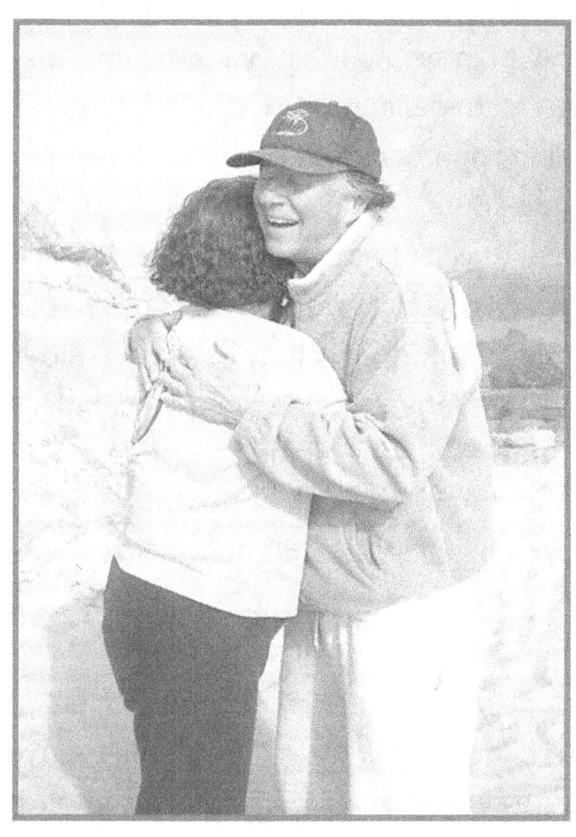

Vivere positivamente – con l' HIV

di R. Scott Harrison
Sermone presentato alla Tapestry Unitarian Universalist Congregation, Mission Viejo, California, domenica, 6 luglio 2008

R. Scott Harrison è stato cresciuto come evangelico conservatore e battista. Frequenta un seminario evangelico presbiteriano.

Nel preparare questo sermone [presentato a una congregazione universalista unitaria in California] ho cercato qualche battuta sugli evangelici da citare in apertura… ma non ne ho trovata neppure una. Almeno, nessuna che potesse avere qualche collegamento.

Così ho scelto la prima cosa che mi è venuta in mente subito dopo: battute umoristiche sui battisti.

Potresti essere un battista del sud se:

- Credi che la presenza di Dio sia più forte sui tre banchi in fondo,
- La tua definizione di fratellanza ha qualcosa a che fare con il cibo.
- Credi, in tutta onestà, che l'Apostolo Paolo parlasse l'inglese di re Giorgio,
- Credi che Gesù abbia usato. in realtà, succo d'uva e cracker salati.

OPPURE

- Batti le mani in chiesa --- e ti senti in colpa, dopo, per tutta la settimana.

E anche:

D. Che differenza c'è tra un battista e un metodista?

R. Il metodista ti dirà "come va" (gioco di parole intraducibile, è assonante a "come muori?", n.d.t.) quando ti incontra in un negozio di liquori.

D: Perché non dovresti mai chiedere a un battista di andare a vedere una partita di calcio con te, ma invece ne dovresti sempre invitare due?

R: Se ne inviti uno, ti berrà tutta la birra. Se ne inviti due, nessuno di loro berrà una goccia!

Ma, in cerca di scherzi e battute, ho anche osservato che gli universalisti unitari hanno imparato a ridere di se stessi. Forse qualcuno ha già sentito queste:

D: Perché gli universalisti unitari cantano i loro inni così male?

R: Perché vanno avanti a leggere per vedere se sono d'accordo con quello che c'è scritto sulla riga successiva.

D: Perché un universalista unitario attraversa la strada?

R: Per aiutare il pollo alla ricerca del *proprio* cammino.

Un gruppo di bambini della chiesa universalista unitaria cerca di determinare il sesso di un coniglio.

"C'è solo un modo per decidere," dice un bambino. "Mettiamolo ai voti."

Poco dopo aver frequentato una conferenza della congregazione universalista unitaria nel New Jersey, una donna si trovò, la domenica sera, in un ristorante. Era un piccolo locale, con i tavoli ammassati l'uno accanto all'altro, e lei non poté fare a meno di sentire la conversazione dei vicini. Due persone stavano discutendo della propria insoddisfazione su alcuni aspetti che riguardavano la chiesa che ciascuno di loro frequentava. Improvvisamente, uno di loro domandò, "Bene, ma in *che cosa* credono gli unitari?"
Subito, senza esitazione, l'altro rispose "Nel riciclaggio!"

E avete sentito che cosa disse il protestante all'universalista unitario?

"Ho sentito che nella vostra chiesa entra di tutto: atei, buddisti, pagani..."

Al che l'universalista unitario rispose:

"Ammettiamo anche i cristiani – siamo di mentalità molto aperta!"

Ciò che ho imparato da queste, e da un'altra miriade di barzellette, mi ha portato alle seguenti semplici considerazioni:

I battisti non si riconoscono l'un l'altro quando frequentano i negozi di liquori e le case da gioco,

mentre gli universalisti unitari non si riconoscono fra loro quando fanno acquisti da Wal-Mart.

Abbiamo tutti bisogno di imparare a ridere di noi stessi. La risata ha molti scopi e possibili benefici. Norman Cousins, nel suo libro *Anatomia di una malattia,* sosteneva che ridere lo aveva aiutato fisicamente. Uno studio del 2005, condotto dalla Scuola di Medicina dell'Università del Maryland dal Dr. Michael Miller ha dimostrato che "ridere aiuta i vasi sanguigni a funzionare meglio." Un recente servizio trasmesso dalla CBS News-dot-com, intitolato "La risata è la miglior medicina?" ha presentato alcuni importanti benefici che i ricercatori hanno messo in evidenza negli ultimi anni. Questi comprendono gli effetti positivi sulla circolazione del sangue, sulla risposta immunitaria, sui livelli di glucosio e sulla capacità di dormire e di riposarsi. Ma causa ed effetto non sempre sono facili da determinare, osserva il Dr. Robert R. Provine, professore di psicologia e neuroscienze all'Università del Maryland, nella Contea di Baltimora, e autore di *Ridere: Una ricerca scientifica*, che, a un certo punto, scrive: "Non è così chiaro quanto gli effetti del ridere siano distinti da quelli dell'urlare."

Avrei potuto intitolare il mio discorso "Le tre parole che mi hanno cambiato la vita." Ci sono numerosi esempi che avrei potuto dare di queste tre parole. Ma le tre parole più forti che ho imparato ad accettare sono queste: "Io sono sieropositivo." Queste tre semplici parole hanno giocato un ruolo primario nelle trasformazioni che ho sperimentato in questi ultimi anni.

Quando ho ricevuto la notizia era l'1 agosto del 2001: rimasi scioccato, devastato. Non dormii da solo per due settimane, vivevo a casa di amici che si prendevano cura di me. Ho pianto, ho gridato, mi sono arrabbiato con Dio — e con me stesso. In quei primi giorni, in quelle prime settimane, mesi, anni, ero molto arrabbiato, depresso e spaventato. Provavo vergogna più che imbarazzo, l' HIV era per me sinonimo di dolore, rifiuto, sofferenza, isolamento – e la fine dei miei esercizi fisici a causa della mancanza di energia e, a volte, di qualche malattia debilitante. Significava mantenere un segreto, per paura di essere bollato e discriminato da impiegati, collaboratori, amici, familiari, personale di cura —e, soprattutto, dai bravi cristiani. Nella mia vita ho imparato che ridere è molto importante, vuoi perché riesci a trovare qualcosa di umoristico nelle varie situazioni, vuoi perché impari a ridere di te stesso. Per me è stato importante usare la risata in sostituzione della più difficile 'espressione di emozioni, come il pianto. Spesso sembra inopportuno piangere. E può essere molto più facile e meno penoso semplicemente ridere. Ma la risata ha anche un potere terapeutico. Inoltre, ridere da soli può diventare un meccanismo di difesa che usiamo per proteggerci dalla sofferenza, per sbarazzarci della sofferenza..

Credo fosse nella presentazione di American Masters dal titolo *Carol Burnett: Donna di carattere.* Ho sentito questa famosa attrice condividere il fatto che i comici hanno spesso background dolorosi. La commedia e la comicità possono essere strumenti di conforto, ma servono anche come barriera dietro la quale ci si nasconde. Tutti abbiamo bisogno di meccanismi di difesa come la comicità per gestire la sofferenza e le sfide della vita. Ridere è davvero una medicina. Ma lo è anche il pianto. Il dolore e la risata vanno a braccetto, secondo me.

Potrete chiedervi che cosa tutto ciò abbia a che fare con il titolo di questo messaggio, "Vivere positivamente con l'HIV"? E la mia risposta è: tutto. Ridere e piangere hanno tutto a che fare con l'imparare a vivere positivamente, nonostante una malattia cronica o una situazione difficile.

Quando ho ricevuto la prima diagnosi, ho imparato rapidamente che avevo bisogno di *cambiare il mio atteggiamento* se volevo sopravvivere. I medici e il personale di cura mi avevano detto che il mio atteggiamento era molto importante, più dei farmaci o dell'esercizio fisico (anch'esso, componente chiave per mantenersi in salute, quando si deve convivere con l'HIV).

Mi trovavo di fronte a una scelta: giorno per giorno e momento per momento. La scelta è un potere che tutti abbiamo. Anche quando ogni altro potere ci viene negato, abbiamo ancora una opportunità di decisione relativamente al nostro atteggiamento. La sola cosa che posso sempre controllare è l'atteggiamento che voglio assumere. E ho trovato che, se lavoro per sviluppare atteggiamenti più positivi, anche le circostanze della vita finiscono con il cambiare in meglio— e la mia percezione dell'esperienza si trasforma.

Un'altra cosa che ho imparato è l'importanza dell'umiltà. Uno dei miei libri preferiti della Bibbia è il libro delle Lettere ai Filippesi, attribuito all'Apostolo Paolo. In questo libro, l'autore dice di aver trovato la gioia non nelle circostanze, ma nella sua connessione con il Divino. Dice di aver trovato gioia e pace nell'amore di Dio, mentre sperimentava questo amore, nonostante le sofferenze in una prigione romana, con la prospettiva di essere ucciso a causa della propria fede. L'accettazione degli eventi della vita è un lato della medaglia dell'umiltà, mentre scegliere di non rimanerci ancorati è l'altro lato.

L'accettazione per me è stata una lezione molto dura; accettare qualunque cosa ci sia capitata e qualunque cosa ci possa capitare in futuro. Come molti, avevo l'abitudine di chiedere a Dio perché mai avessi contratto il virus HIV. Con rabbia, domandavo, "Perché, mio Dio?! Perché a me?!"

Lentamente, con il tempo, la risposta mi arrivò: "Perché non a me?"

Un'altra lezione importante che ho imparato è che non bisogna giudicare né se stessi né gli altri. Piuttosto, si deve amare e perdonare. Abbiamo l'opportunità di amare invece che giudicare; servire piuttosto che vergognarsi. Abbiamo grosse opportunità di fare la differenza nel mondo.

La domanda, per me, non è più "Che cosa faccio ora che ho questa malattia?" Invece, negli ultimi anni, la domanda che mi sono sempre più posto è "Che cosa *posso* fare per realizzare qualcosa di buono nella mia vita e in quella degli altri, *nonostante* e forse proprio *perché* ho questa malattia?"

Convivere con l' HIV ha significato fare i conti con il mio essere mortale in un modo nuovo. Il tempo e le relazioni sono per me preziosi e non do mai nulla per scontato. Quasi cinque anni fa mia madre morì fra le braccia di mio padre. Ricordo spesso che cosa mio padre mi disse molte volte da allora: che abbiamo garantito solo un decimo di secondo alla volta.

Ho anche compreso l'importanza di perseverare e di motivarmi, imparando ad ascoltare il mio corpo e a rispettarne i limiti, quando il mio fisico grida "basta". Un esempio significativo è in ciò che mi accadde proprio un mese dopo che avevo cominciato ad assumere certi farmaci particolarmente forti. Anche se mi sentivo male, decisi di dimostrare a me stesso che potevo fare qualcosa che gli altri ritenevano impossibile. Mi allenai e guidai in bicicletta per 150 miglia per raccogliere denaro da destinare alla ricerca e alla cura della sclerosi multipla.

Mentre guidavo con la pioggia e con la nebbia, su e giù per le colline della Pennsylvania occidentale e dell'Ohio orientale, sopportavo il dolore e ogni tanto sperimentavo un senso di sollievo, di esaltazione…e, alla fine, di vittoria. Per me quella corsa è diventata una metafora della vita.

Tutti sappiamo che non dovrebbe importarci *come* uno sia diventato sieropositivo, o come si sia ammalato, più in generale. Non dovrebbe importarci perché qualcuno sta soffrendo e dovremmo solo cercare di essergli di aiuto. Perché, in quanto esseri umani, tutti facciamo del male, tutti ci siamo sentiti depressi, tutti ci siamo disperati. Siamo *tutti* spezzati, e, in un certo senso, stiamo *tutti* morendo.

Ma, quando aiutiamo gli altri, possiamo portare una nuova vita a chi soffre intorno a noi. Prendendo in prestito una frase biblica: siamo i custodi di nostro fratello e siamo chiamati ad amare i nostri vicini come noi stessi, anche quando pensiamo che i nostri vicini non siano così amabili. Che uno sia ebreo, buddista, musulmano, cristiano o altro, in tutte le religioni troverà più o meno le stesse indicazioni: fare agli altri ciò che vorremmo venisse fatto a noi stessi. Per i Cristiani e per coloro che vogliono emulare Cristo, siamo chiamati a essere gli occhi, le orecchie e la bocca di Gesù, oggi. Siamo le mani e i piedi di Dio; espressioni di compassione verso un mondo che fa del male, tutto intorno a noi.

Poiché ho scelto di aprirmi al potere di Dio o dello Spirito e agli altri, ho trovato che il mio atteggiamento mentale è cambiato, dal considerare l'HIV come una maledizione, al considerare questo periodo della mia vita come un'opportunità per crescere, per superare il mio passato e per muovermi a realizzare il mio potenziale, in ogni tempo e con i doni che mi sono stati elargiti. Vivere con l'HIV è diventato per me un'occasione per passare dalla vergogna all'onore, dalla stigmatizzazione alla condivisione e all'apertura, con l'obiettivo di liberare me stesso e aiutare gli altri. Poiché ho imparato che non devo rimanere ancorato alla mia storia di sofferenza, ho incominciato a imparare come servire gli altri liberamente. Ho deciso di smettere di vivere nel segreto la mia esistenza da sieropositivo e di aprirmi invece alla vita, condividendo ed educando gli altri, attivandomi nella cura e nella trasformazione personale degli altri.

E tutto è cambiato, in questi sei anni e mezzo. Ci sono medicine che sono meno tossiche e hanno meno effetti collaterali. Chi è sieropositivo ha aspettative di vita migliori di un tempo, l'HIV è diventato qualcosa di più simile a una condizione cronica gestibile, anche se grave (come il diabete o il mal di cuore). Infatti, i virus e le medicine spesso provocano malattie come il diabete o il mal di cuore. Ciononostante, l'HIV non è più la condanna a morte che era fino alla metà degli anni 1990.

"La comicità e l'umorismo possono essere strumenti per provare sollievo, ma possono anche essere barriere dietro le quali nascondersi."
-- R. Scott Harrison

Il gioco della VITA

Sermone del Rev. John Gibb Millspaugh

alla Tapestry Unitarian Universalist Congregation
Mission Viejo, California USA 7/10/2007

Il Sutra del Loto è il primo testo buddista a essere stato tradotto in lingua inglese. Fu tradotto dall'unitaria Elizabeth Palmer Peabody.

Nata nel 1804, Elizabeth Palmer Peabody crebbe nella seconda Chiesa Unitaria di Salem, nel Massachusetts. Fin dalla fanciullezza, era interessata alla sofferenza del mondo e determinata a fare tutto il possibile per porre una fine al dolore. Divenne una delle poche donne che parteciparono al circolo trascendentalista di Ralph Waldo Emerson e di Henry David Thoreau. Pubblicò per prima il saggio sulla disobbedienza civile di Thoreau. Ma lasciò i trascendentalisti, poiché pensava che passassero troppo tempo a parlare, non abbastanza a fare qualcosa che contribuisse a migliorare il mondo.

Più tardi, la passione di Elizabeth Palmer Peabody si rivolse ai più giovani e fondò in questo paese [USA] il movimento dei giardini di infanzia. Dedicò se stessa alla causa delle scuole materne pubbliche e gratuite nei quartieri svantaggiati. Dopo aver raccolto i fondi per la prima scuola, Elizabeth viaggiò e tenne discorsi dappertutto, aprendo nuovi asili, reclutando e addestrandone gli insegnanti. Oltre a questa, si mise a lavorare su una grande varietà di riforme, che comprendevano il suffragio femminile, la pace mondiale, e i diritti dei Nativi Americani. Nel corso della sua formazione per gli insegnanti, sottolineò l'idea che l'istruzione pubblica dovesse ispirare e sostenere i futuri cittadini nel combattere le ingiustizie sociali.

L'interesse di Elizabeth Palmer Peabody verso la sofferenza nel mondo la portò nella direzione delle religioni orientali. Quando era membro del circolo trascendentalista, tradusse e pubblicò un estratto dal Sutra del Loto, che gli studiosi oggi, d'accordo, considerano come il primo scritto buddista disponibile in lingua inglese.

Di seguito è riportato l'estratto dal Sutra del Loto. (in questa parabola, il padre rappresenta un insegnante illuminato e i figli rappresentano i comuni esseri umani).

"C'era un tempo un uomo smisuratamente ricco. La sua casa era immensa, ma aveva soltanto una porta. Un giorno divampò un incendio, che rapidamente si diffuse attraverso le stanze. L'uomo aveva molti figli - venti, trenta o anche quaranta – che giocavano in una delle stanze, ignari del fuoco.

"L'uomo corse nella stanza dove i bambini stavano giocando, disse loro che c'era il fuoco, e li esortò a uscire subito. Ma questi erano così *assorti nei loro giochi* [enfasi aggiunta] che non lo ascoltarono. Il padre disse loro che, se non fossero usciti in fretta, sarebbero stati uccisi dalle fiamme. Questa volta, lo ascoltarono; ma poiché non capirono che si trattava di un incendio, non lo presero sul serio.

"Allora il padre disse: 'Nel giardino fuori dalla casa ci sono molti giocattoli, che sono rari e difficili da trovare. Per esempio, ci sono delle carriole che potete guidare. Vi suggerisco di andare fuori a giocare con questi giocattoli nuovi.' I bambini furono eccitati alla prospettiva di avere nuovi giocattoli; così corsero fuori dalla casa, e le loro vite furono salvate."

[Considerate perché i figli alla fine lasciarono la casa. Erano forse motivati dalla paura, come il ricco padre in un primo momento? No; essi furono guidati dalla tentazione del piacere. Volevano andar fuori e giocare. --JB]

Quali sono i giochi in cui erano assorti? E qual è il gioco della vita?

Ecco gli estratti dalle *Istruzioni per la Vita,* di Milton Bradley: Da 2 a 6 giocatori. [Il Gioco della Vita] include...pedoni rosa e azzurri...6 mezzi di trasporto di plastica...6 edifici di plastica...pila di soldi finti, polizze assicurative e prestiti bancari, [e **carte della vita**]. Le carte della vita...sono tutte le attività familiari, i servizi alla comunità e le buone azioni. Fate buone azioni per guadagnare Carte della Vita e più denaro sul vostro cammino!

Girate la ruota del fato!

Ci sono mille modi di giocare, perciò non ci sono due giochi uguali! Muovete sempre la carta avanti, in direzione delle frecce.

Quando atterrate nella Crisi di Mezza Età, dovete scambiare la Carta della Carriera e la Carta dello Stipendio con carte nuove. Un altro giocatore mette la Carta della Carriera a faccia ingiù mentre voi pescate una carta a caso.

Sposarsi: Quando raggiungete questa zona, fermatevi — anche se avete mosse a sinistra.

Dopo che tutti i giocatori sono usciti...girate le carte della VITA dalla parte del messaggio-a faccia insù e aggiungete la quantità di dollari indicata sulla carta. Tutti i giocatori contano il proprio denaro, e sommano le due figure insieme (il valore della Carta della Vita più il valore del contante). Il giocatore con la somma più alta vince!

L'informazione qui fornita è la più completa e accurata possibile; tuttavia, i nomi dei prodotti, i colori e/o i materiali sono soggetti a cambiamenti senza preavviso.

Questa è la vita. O no?

Comincio questo sermone con una storia di rovine e di guai. Poche settimane fa, Sarah e io ricevemmo una chiamata dal ricovero locale di animali. Il ricovero era sovraffollato di cuccioli, e c'era bisogno di gente che li nutrisse e facesse compagnia agli animali, finché non si fosse trovata una casa per loro. Dopo una discussione di pochi minuti, adottammo due cuccioli abbandonati.

Nelle ultime settimane, questi due piccoli incroci di pastore tedesco —sono soltanto io che percepisco quel mix come una maledizione?—questi due, entrambi della stessa cucciolata, nelle ultime settimane, avevano dedicato la propria energia senza limiti a distruggerci la casa. Hanno strappato un pezzo del tappeto del soggiorno, masticato il tubo del giardino, mangiato un assegno da 50 dollari, mordicchiato il legno della sedia preferita di mia moglie Sarah e, quel che è peggio, strappato due tasti dalla tastiera del mio pc (cosa terribile perché uno dei tasti corrispondeva al punto di domanda, e io sono un ministro universalista unitario!).

Come avevano fatto due esserini così a creare tanto danno? Giocando. Sono costantemente ai ferri corti, letteralmente, mordono e scuotono la testa avanti e indietro, si buttano l'uno sull'altro, sfrecciano per la casa, giocando come se la loro vita dipendesse da questo. In natura, i giovani predatori come i lupi, le volpi, i leoni di montagna e gli orsi giocano per imparare le abilità necessarie per cacciare e uccidere. La vita è un gioco quando si è giovani, e, quando si è più vecchi, il gioco diventa tremendamente serio.

Anche le prede passano gli anni della gioventù ad apprendere le abilità necessarie alla sopravvivenza. Se avete mai visto "il gioco del cervo e dell'antilope," avrete certo notato che il gioco non riguarda il dominio, ma la fuga. Scappano, si girano, saltano in aria, ruotano su se stessi – si esercitano in tutti i movimenti che un giorno consentiranno loro di sfuggire alle zanne di un predatore, che, a sua volta, si è allenato duramente per questo momento. Gli animali giocano per la sopravvivenza, per mangiare ed evitare di essere mangiati, e per imparare come accoppiarsi, come costruire legami sociali, come praticare la leadership, e per sviluppare il cervello. Gli animali con il cervello più grande tendono a giocare di più. Perciò, nessuna sorpresa se gli esseri umani, che hanno un cervello molto più sviluppato, passano una buona parte dell'infanzia giocando.

Come osserva il mio collega Todd Eklof, gli esseri umani "rimangono giocosi per tutta la vita...Giochiamo per le stesse ragioni degli altri animali." Per la gioia di farlo, ma anche per sperimentare, per apprendere come funziona il mondo, per costruire legami con gli altri, per imparare che cosa significhi vincere e perdere, per apprezzare e comprendere meglio la vita. I nostri giochi sono come modelliamo il nostro mondo. Da secoli, i saggi dicono che la vita stessa è un gioco.

La vita è un gioco. Se è così, ha senso che ci domandiamo, "In quale gioco ci troviamo?" Le nostre esistenze sono complesse oltre misura, ma tutta questa complessità è indirizzata verso qualche obiettivo primario. Quale è lo scopo della vita? Nella vita come la potete intendere, che cosa significa vincere? Quali sono i punti che si guadagnano? Quante altre persone stanno giocando lo stesso nostro gioco? E quanto siamo presi dai nostri giochi, al punto da non poter guardare in alto per vedere quale vita più elevata ci aspetta?

Voglio parlare soprattutto di Milton Bradley, e del gioco che inventò nel 1860, detto "La partita a scacchi della vita". Ma il gioco di Bradley è influenzato dai giochi che lo precedettero. Quale è la loro storia?

In altre parole, come è cominciata la Vita?

Il gioco di Bradley deriva da un altro gioco, vecchio di duemila anni, chiamato "Il Gioco della Conoscenza". Questo gioco era usato per insegnare ai bambini la visione Hindu della vita, ivi compresi karma e reincarnazione. Quando un pezzo del gioco si posizionava su una virtù, come la Generosità, la Conoscenza, o l'Ascetismo, poteva salire di un gradino sulla scala che portava alla divinità Vishnu. Passando abbastanza tempo con un numero sufficiente di virtù, era possibile liberarsi dal ciclo del karma. Ma se la pedina andava a finire su un vizio, come la Vanità, l'Ubriachezza, il Furto o l'Assassinio, la pedina veniva mangiata da uno spaventoso serpente e doveva ripartire da un livello precedente, il che corrisponde al reincarnarsi in una forma più bassa. Senza bisogno di tante spiegazioni, il gioco insegna che bisogna mantenersi vigili, tenere aperti gli occhi, e cercare di mantenersi virtuosi. Per quale motivo? Perché le probabilità di andare a finire su un vizio superano quelle di posizionarsi su una virtù, nella misura di due a uno.

Nel 1800 i mercanti britannici rubarono all'India "Il Gioco della Conoscenza" — evitando, in qualche modo, di essere fagocitati dal serpente gigante. I mercanti inglesi cambiarono il gioco, in modo che virtù e vizio avessero le medesime probabilità, riflettendo così i lavori vittoriani. Un giovane giocatore imparava che Parsimonia e Operosità lo avrebbero portato verso la Realizzazione e il Successo, e che l'Indulgenza e la Disobbedienza lo avrebbero condotto verso la Povertà e la Malattia. Quando dico "lo" intendo parlare di un soggetto maschile. Il gioco era usato per formare i giovani uomini. Ci si domanda quali giochi le ragazze fossero incoraggiate a giocare. Meno male che queste diverse aspettative di genere sono ampiamente superate oggigiorno. Evviva! (Ha ha ha ha ha...)

Quando Serpenti e Scale attraversarono l'Atlantico e raggiunsero le coste americane nel 1943, divennero Scivoli e Scale. Ricordate? Ci ho giocato anch'io. Il gioco, nella versione americana, non nominava vizi e virtù. Semplicemente vedeva bambini impegnati a fare tante belle cose vicino alle scale: "fare compiti e lavoretti, giocare amabilmente con gli animali, mangiare tutto ciò che era servito dalla mamma, aiutare i genitori." La ricompensa in cima alla scala era costituita da un gelato per dessert, un mazzolino di fiori o una fetta di torta. Niente a che fare con il miglioramento morale. I bambini dispettosi cadevano dagli scivoli, il che era ugualmente divertente, anche se rappresentava una retrocessione. Vi ricorda qualcosa della cultura americana?

Ecco le lezioni che le figure del gioco americano insegnano: "nascondi i fumetti nel libro di testo e diventerai un somarello; mangia troppi dolci e avrai il mal di pancia; vai in bicicletta senza mani e ti romperai un braccio; scrivi sui muri con i pastelli e dovrai poi ripulire il tutto con spazzola, acqua e sapone." Non sembra che si parli di morale e salvezza ultima, quanto piuttosto di cose da fare e cose da evitare, in vista delle conseguenze.

Negli Stati Uniti, oggi, solo i bambini in età prescolare giocano a Scivoli e Scale. Perché? Perché il gioco non ha nessuna strategia. Tiri semplicemente un dado e vedi che cosa la vita ti riserva. Lo stesso valeva per il Gioco della Vita con cui si divertiva il giovane Bradley. Un gioco della sua infanzia si chiamava "Il Nuovo Gioco della Vita Umana", un altro " Il Palazzo della Felicità". Come spiegavano le istruzioni, questi giochi insegnavano ai fanciulli la dottrina cristiana del tempo. La vita è un viaggio che comincia con la nascita e termina con la morte. Dio è il timoniere. Il fato è crudele. La ricompensa è nell'oltretomba. La pietà è la virtù centrale in questi giochi.

Per esempio, trovo buffo che, in un gioco chiamato "Il Palazzo della Felicità", chi non rispetta il Sabato sia portato al palo della flagellazione e frustato. Uno storico, che ha passato al setaccio tutti questi giochi nei musei, ha osservato che erano tutti in condizioni così perfette, al punto che sembrava non fossero stati molto usati per giocare. In questi giochi sei spinto indietro per sempre e perdi il giro, e non c'è niente che tu possa fare. Chi muore per primo vince. Ciò può non avere molto senso dal punto di vista teologico e sembra anche una inutile considerazione della vita umana, ma ha senso nell'ottica del gioco.

E avrebbe avuto senso anche per Milton Bradley, questa idea della vita come qualcosa che ti spinge qua e là, dove occorre accettare il fato, e dove c'è ben poco da fare per cambiare le situazioni. La famiglia di Bradley aveva subìto la sua parte di sofferenza, in quattro diversi incidenti. Suo nonno e nove membri della stessa famiglia furono uccisi dagli Indiani. Quando Bradley compì dieci anni, suo padre investì i propri risparmi di una vita "in un processo di trasformazione delle patate in amido." Pochi mesi dopo, l'intero raccolto di patate in America fu devastato dalla siccità. Il padre di Bradley fu costretto a spostare l'intera famiglia a Lowell, nel Massachusetts, per trovare un lavoro che gli avrebbe reso ottantacinque centesimi al giorno.

Nel 1856, all'età di 19 anni, Bradley si trasferì a Springfield, nel Massachusetts, dove trovò un impiego come disegnatore meccanico. Quattro anni dopo, il giovane Bradley avviò una sua impresa nella litografia e produsse una famosissima litografia di Abramo Lincoln, rasato di fresco. Poiché era il giorno delle elezioni, Bradley stampò quante più litografie fosse possibile stampare, e proprio "quando sembrava che il giovane avesse finalmente imboccato la strada del Successo", se ne andò quasi in rovina. Lincoln si era fatto crescere la barba, rendendo prive di valore tutte le litografie di Bradley.

Tre anni più tardi, se ne uscì con quello che lui stesso chiamò il "Gioco a Scacchi della Vita." Forse ottimisticamente, date le circostanze della sua vita, Bradley incluse nel gioco un numero circa uguale di caselle buone e di caselle cattive. Come in tutti i giochi che lo avevano preceduto, si doveva tirare un dado, ma Bradley introdusse anche una innovazione. "Il viaggio della vita," scriveva, "è governato dalla fortuna e dal giudizio." "Quasi ogni quadrato implica una decisione, una scelta fra otto possibili mosse." Ogni decisione porta a un nuovo insieme di decisioni. Se vuoi vincere al Gioco a Scacchi della Vita, la cosa migliore è cercare di prevedere diverse mosse.

Non puoi lasciare che il destino ti conduca a suo piacere. Hai bisogno di un piano.

Il gioco vendette oltre quattromila copie il primo anno. Bradley avviò una società che aveva il suo stesso nome, la Milton Bradley Co. Nel 1962, la Milton Bradley Company decise di lanciare una copia commemorativa del gioco. Ingaggiarono il designer freelance che inventò l' hula hoop per la sua rimessa a nuovo, e quello che un tempo era stato un gioco sulla conquista della virtù, attraverso decisioni attente, diventò un gioco sul consumismo e il conformismo sociale.

Come si gioca alla maniera degli anni sessanta? Se sei un ragazzo, hai la pedina azzurra, mentre, se sei una ragazza, ti viene assegnata la pedina rosa pastello. Che cosa succede se giocano più ragazzi o più ragazze? Si possono usare combinazioni diverse di pedine, come se fossero auto. Quindi, se sei azzurro, cerchi di aggiungere una pedina rosa al posto del passeggero. Se sei rosa, cerchi una pedina azzurra da aggiungere alla tua casa. Poi, cerchi di generare quanti più bambini di plastica ti è possibile. Uno va bene ma è un po' poco; quattro sono un'allegra compagnia per la tua station wagon. Man mano che si procede nel gioco, assicurati del tuo obiettivo per i momenti più importanti della Vita: la scritta in rosso maiuscolo "Giorno di Paga". Non dimenticare di accumulare azioni, titoli e una quota dei sette milioni e mezzo di dollari del banco, che puoi usare per comperare mobili e assicurazioni.

Cerca di evitare le cose brutte della vita, come il servizio di giuria, che ti fa perdere il turno. [Permettetemi di chiedervi:] quanti di voi hanno mai giocato a questo gioco? Questo gioco da tavolo ha venduto 35 milioni di copie ed è difficile non domandarsi come abbia influenzato la nostra visione di cittadini. Chi ricorda come finisce il gioco? Con un Giorno di Calcolo. Ma non si tratta del fatto che vi siate liberati o no dalla ruota karmica. Nemmeno si tratta di inferno e paradiso. Perché non si muore mai nella versione del 1960, ci si ritira e basta. Nel giorno del calcolo, si vede quanto contante c'è a disposizione e si finisce in uno dei due posti seguenti: La Fattoria Povera oppure la Tenuta Milionaria. Come è facile intuire, il gioco ha suscitato molte critiche per il suo messaggio materialista.

Nell'estate del 2007, Milton Bradley mise in commercio "Il Gioco della Vita: Curve e Tornanti." Il gioco non aveva un percorso prestabilito, ma molti percorsi intrecciati fra loro. Ci sono molti posti diversi da cui partire, ognuno dei quali porta la scritta Start. La scatola saggiamente annuncia, "Mille modi per vivere la tua vita! A te la scelta." Credo che questa versione sia particolarmente attraente per gli universalisti unitari, con la nostra idea che la vita sia un viaggio e che dovremmo tutti seguire la nostra beatitudine. I giocatori decidono quanto tempo dedicare per le varie attività—andare a scuola, allevare figli, viaggiare, *eccetera*… ma non ci sono "Vecchiaia Felice" o "Immortalità" o "Tenuta Milionaria" o, semplicemente, "Fine." Questo è davvero il punto chiave del gioco – non ha scopo. La vita è… senza scopo. Quando decidi di fermarti, "chi termina con più punti vince." In altre parole, la vita è un viaggio, in cui si collezionano esperienze.

Credo che il Gioco della Vita di Milton Bradley sia al passo con i tempi, come sempre. Quando fu inventato per la prima volta, Bradley intendeva promuovere la felicità e prevenire il vizio. La versione degli anni sessanta rifletteva la visione materialista americana. La versione del 2007, infine, proponeva la visione più popolare della vita come un viaggio, dove ciò che conta di più è seguire il proprio benessere e accumulare esperienze.

Ma, esplorando l'evoluzione della Vita dalla contrapposizione tra virtù e vizio al materialismo alla metafora del viaggio, abbiamo lasciato Bradley indietro al 1800. Che accadde della sua visione della vita? Con gli anni, i suoi interessi si spostarono dai giochi alle riforme politiche e sociali. Il divertimento che aveva diffuso nel paese sembrava contar poco, a confronto con i problemi che la nazione stava affrontando. Bradley si occupò in modo particolare dei bambini poveri, ed era sempre più infastidito dall'idea che per la gente fossero così diversi i punti di partenza nella vita. Non puoi farti avanti, osservava, se parti dalle retrovie.

Venne a conoscenza del nascente movimento dei giardini di infanzia unitari di Elizabeth Palmer Peabody, e subito riconobbe che le scuole materne avrebbero rappresentato non solo una riforma pedagogica, ma anche politica e sociale. Bradley si dedicò a promuovere la gratuità delle scuole materne per i bambini delle famiglie meno abbienti. Si assicurò che i bambini potessero "imparare, attraverso l'arte e il gioco, qualcosa che li avrebbe aiutati ad affrontare non solo il futuro successo accademico ma anche la felicità." Usò il denaro che aveva accumulato per costruire attrezzature per i giardini di infanzia gratuiti – matite, carta colorata, cartelloni, acquarelli. Per aiutare gli insegnanti, inventò la taglierina a un braccio solo.

Nei suoi scritti del 1902, Bradley diceva che, di tutto ciò che aveva realizzato nella vita, era particolarmente orgoglioso delle sue invenzioni per la didattica, spesso senza fini di lucro. "Usando la parola *successo*, non intendo confinarne il significato a quella semplice interpretazione che vede solo il luccichio dell'oro o la fama illusoria. Nel mio caso, non posso sopravvalutare il sentimento di soddisfazione che mi ha accompagnato in tutti questi anni, al pensiero di aver fatto qualcosa per portare le scuole materne nella attuale situazione." Forse Milton Bradley vide, nella realizzazione di matite per asili, non solo una seconda opportunità per la scuola ma anche per se stesso.

Perciò, quale è l'idea corretta della vita? Crediamo, insieme con il giovane Milton Bradley, che la vita sia un gioco da vincere o perdere? Se così, quali sono i punti che abbiamo accumulato? Quali le regole? E quale è l'obiettivo che speriamo di raggiungere, quando arriva il Giorno del Calcolo?

O crediamo invece, insieme con la società Milton Bradley, e come molte persone religiose e liberali, che la vita sia un viaggio fatto di curve e tornanti, e che si tratti del nostro benessere e di esperienze da accumulare, attraverso gli spostamenti, la famiglia, i libri e le avventure e i progetti e la crescita ...eccetera?

Oppure, siamo dalla parte del più vecchio e saggio Bradley, il quale ammetteva che, sì, la vita è un gioco, e, sì, è anche un viaggio, ma è qualcosa di più: la Vita è un dono.

Credo che questo sia il punto. Le nostre esistenze sono complesse oltre misura, naturalmente, ma, più di tutto, la vita è un dono. E' un dono che non abbiamo fatto nulla per guadagnarci, è un dono che nessuno ha mai chiesto, eppure è un dono che ci si fa secolo dopo secolo, anno dopo anno, da tempo immemorabile. La vita non è tanto un gioco in cui bisogna vincere, o un viaggio da sperimentare, ma un regalo. Come meglio rispondere a un regalo? Ricevendolo, pienamente, e ricambiando quel regalo, nella maniera più umile che possiamo immaginare. Guardando agli esempi di Bradley e di Elizabeth Palmer Peabody e ai giardini d'infanzia da loro fondati, penso: Forse il significato più alto della vita non si trova accumulando cose, siano esse denaro o esperienza, ma si trova piuttosto apprezzando con totale gratitudine il dono della vita stessa e ricambiando, a nostra volta, servendo la vita intorno a noi.

Questa è la mia vita, secondo la mia visione. Un'ultima cosa – non seguite le mie istruzioni per la vita. Fatevi la vostra idea: che sia un gioco, o un viaggio o un dono. Perché devo decidere? Perché: "L'informazione qui fornita è la più completa e accurata possibile; tuttavia, il nome del prodotto, il colore e/o il materiale sono soggetti a cambiamenti senza preavviso alcuno."

"Gli animali dotati di un cervello più grande rispetto al resto del corpo tendono a giocare di più." -- Rev. John Millspaugh

Il discorso del Rev. Millspaugh si ispira all'articolo "Il significato della Vita" di Jill Lepore, *The New Yorker*, 21 maggio 2007

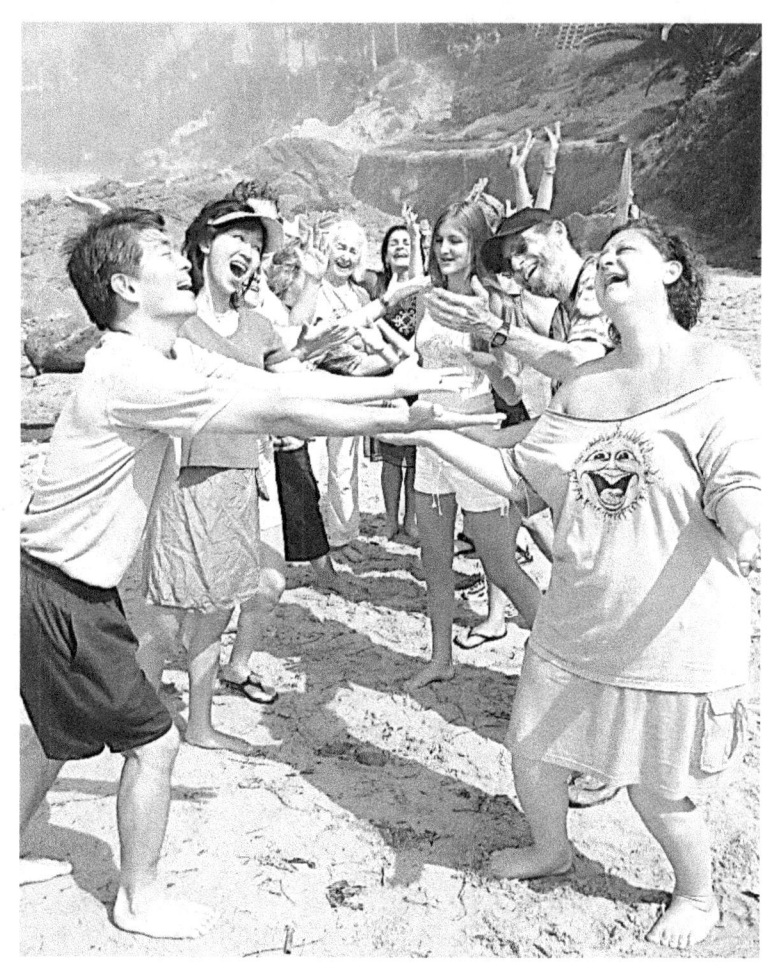

Risate del Perdono

La vita, in definitiva, è un Gioco!

Sermone del Rev. Tom Owen-Towle

Di tutte le specie animali che conosciamo, l'uomo appare unico nella sua capacità di continuare a giocare anche in età adulta. Un insetto gioca di rado; i mammiferi e gli uccelli giocano quando sono molto piccoli, e perdono parte della loro giocosità con il passare degli anni. Ma noi umani, adulti, noi possiamo giocare fino alla morte… e davvero possiamo perfino giocare con la stessa morte.

Francamente, tuttavia, quanto giocosi siamo noi, moderni esseri umani, sempre sotto pressione, sempre sotto stress? Non molto, temo. Come gli scimpanzé, giochiamo con gusto quando siamo piccoli, ma il nostro senso dell'assurdo si spegne non appena raggiungiamo la maturità. Troppo spesso, inoltre, quando diventiamo adulti, abbandoniamo le nostre cosiddette "maniere sciocche", perché le consideriamo un lusso frivolo, perfino irresponsabile. Perché? Perché c'è sempre del lavoro da fare in ufficio o a casa, ci sono gli impegni del volontariato, il giardino da pulire, la corrispondenza da sbrigare.

Rimane poco spazio per parate e palloni, giochi e chiacchiere oziose. Noi crociati totalmente privi di umorismo andiamo avanti così, senza più la voglia o forse senza più la capacità di ridere, finché prevalgono ingiustizia, povertà e inquinamento, finché continuano i conflitti, i politici continuano a essere sessisti o razzisti – in breve, finché ci sono il male e la sofferenza nel mondo, il che significa: è improbabile che riusciremo a essere liberi di ridere e di giocare nel prossimo futuro!

Tuttavia, la vita di ogni giorno, senza una sufficiente dose di divertimento, è davvero una ben misera cosa. Perché noi esseri umani siamo qui sulla terra per lavorare e giocare in un ritmo alternato, per impegnarci sia nel lavoro tradizionale , che produce denaro, sia nel lavoro delle scimmie (come lo definisce il mio compagno di tennis).

Gioia e giustizia sono associate alla vita forte!
In troppi si lasciano andare, drogati dal lavoro e/o dalle "patatine fritte sgranocchiate sul divano", e, di conseguenza, portano avanti esistenze sbilenche, compulsive, insoddisfacenti.

Per fortuna, recentemente, sembra stia risorgendo un interesse per l'attività fisica e il fitness fra gli americani di ogni età. Non era così qualche decennio fa: mio padre, per esempio, atletico da giovane, quando frequentava l'università, abbandonò il tennis quando era sulla quarantina. Questa era semplicemente la regola non scritta di quel tempo, non importava quale fosse lo stato di salute. Dopo una certa età, si faceva attività fisica sono in rare occasioni, come giocare a pallone con i bambini nel cortile nel Giorno del Ringraziamento. Del tutto fuori forma, ci si risvegliava la mattina dopo con le membra doloranti, un bel mal di schiena e il proposito di abbandonare questo comportamento infantile – fino al prossimo Giorno del Ringraziamento.

Oggi, invece, le persone, dai trenta agli ottanta anni e oltre, si mantengono attive fisicamente. Non abbiamo paura di stare bene. L'espressione "Tutto lavoro, niente gioco" non significa solo che Jack è sordo e Jill è noiosa, significa anche che non viviamo abbastanza o che non diamo un contributo sufficiente alla società.

Tuttavia, come per qualsiasi passione, anche il gioco può degenerare in una ossessione. Alcuni lavorano cupamente al proprio gioco. Quindi, il loro divertimento può diventare ambizioso, combattivo e perfino violento. Il ritmo più salutare consiste nel lavorare quando si è al lavoro, nel giocare quando si gioca, nel pregare quando si va in chiesa, con qualche incrocio e qualche mix occasionalmente – come questa mattina, quando abbiamo sperimentato lo Yoga della Risata, per rilassarci un po', in modo da poter prendere seriamente, ma mai cupamente, questa vita preziosa.

Giocare non è un proposito per l'anno nuovo: è un invito per la vita. Ciò significa che non possiamo assumere soltanto un atteggiamento giocoso al compimento del ventunesimo anno di età. Dobbiamo cominciare da bambini e mantenerci in allenamento per tutta la vita. La nostra religione universalista unitaria sostiene che giocare è un elemento chiave come pregare, sia da soli che in gruppo. Giocare non è solo un "extra", ma qualcosa di essenziale, fin dal momento in cui lasciamo il grembo materno.

Sapete che cosa stabiliva una regola di una scuola ecclesiastica del diciannovesimo secolo appartenente a una delle principali religioni?

> E' proibito severamente giocare. Fate osservare questa regola con fermezza. Perché chi gioca da giovane giocherà anche da vecchio.

Accipicchia, c'è da scommettere che fu seguita. Questo è proprio il percorso di sviluppo che noi *vogliamo* per i nostri figli. E' difficile credere che una qualunque religione americana sia mai stata così restrittiva e soffocante. Tuttavia, quando si pensa che ridere, ballare e divertirsi sono stati in passato etichettati come cose proibite, addirittura peccaminose, specialmente in chiesa, non ci si deve sorprendere troppo nel leggere la proibizione di giocare della prima Scuola della Domenica. Al contrario, la nostra chiesa è un luogo dove tutte le età possono imparare a condividere il nostro intero essere nel rilassamento, nel riposo, nel rinnovamento *e* nella ricreazione.

Nella lingua tedesca benedizione si dice *seelisch* ed è etimologicamente correlato alla nostra parola "sciocco," ricordando così, a noi, persone serie, che per essere benedetti dobbiamo praticare la giocosità. Inoltre, la parola entusiasmo significa "pieno di Dio," quindi, se come creature, dimostriamo esuberanza e gioia, la nostra vita trasuda divinità.

Ho dimenticato per molto tempo la maggior parte del contenuto preciso della mia educazione religiosa, e scommetto che anche voi lo avete dimenticato, come i vostri figli qui in questa chiesa, ma non ho mai dimenticato che il nostro ministro, Walt Robie, ci lascia passare del tempo a rincorrerci nel giardino parrocchiale, a lanciare il frisbee nel prato di fronte, a cantare spiritual attorno al fuoco nei nostri ritiri in montagna, e a giocare negli scantinati. Grazie, Reverendo Robie, per avermi insegnato che la religione e il gioco sono compagni.

Infatti, anche se non è stato scritto formalmente, i nostri figli non dovrebbero poter terminare con successo il programma di educazione religiosa, senza dedicare abbastanza tempo nuotando intorno alla barca. Giocare con arti e mestieri, giocare a nascondino, partecipare a incontri intergenerazionali come il campo estivo locale, o alle feste sulla spiaggia, ai picnic, ai ritiri; godere di ogni gioco immaginabile, dalle sciarade alla palla a volo ai giochi spontanei senza nome né regole.

Vogliamo che i nostri figli giochino come matti e continuamente con oggetti e idee, animali e valori, con i loro coetanei e con mentori adulti. Vogliamo che qualche volta possano ridere al punto da rotolarsi sul pavimento.

Di tutto il periodo del mio ministero, conservo il ricordo, in particolare, di una festa per la vigilia di Capodanno, in cui incoraggiammo i bambini, i giovani e gli adulti a giocare insieme ogni tipo di gioco che volessero condividere, e dove tutti potevano danzare con tutti, e dove si poteva ascoltare musica adatta alle diverse generazioni. Capite quanto siano rare le occasioni per condividere un divertimento che sia davvero trasversale a ogni età?

Davvero, mi sembra che la nostra congregazione dovrebbe essere presa a modello di giocosità. Sarah McCarthy sostiene che:

> "Dobbiamo entrate in contatto con la nostra giocosità catartica e innocente e metterla in pratica."

Questa è una funzione primaria per una comunità sana e accogliente: equilibrare giustizia e gioia, servizio e leggerezza per tutte le età.

Condivido ciò che sostiene lo scrittore universalista unitario Kurt Vonnegut a proposito del gioco, nel suo libro *"Un destino peggiore della morte"* (*Fates Worse Than Death*):

> A tutti i miei amici e parenti della associazione Alcolisti Anonimi, dico che hanno ragione a intossicarsi. La vita, senza momenti di intossicazione, non vale uno spicciolo, come si suol dire. Loro semplicemente hanno scelto per se stessi una prigione mortale dove possono ubriacarsi.
>
> In alternativa, le cose che fanno i bambini costituiscono buoni esempi di strumenti decisamente più innocui. I bambini dedicano buona parte del proprio tempo ad aspetti specifici del Grande Tutto, come l'acqua, o la neve, o il fango, o i colori, o i sassi, o l'eco, o i suoni buffi fatti con la voce, o ricavati percuotendo qualche tamburo, e così via.
>
> Solo due soggetti sono coinvolti: il bambino e l'Universo. Il bambino compie una piccola azione rivolta all'Universo e il Grande Tutto reagisce, di conseguenza. Il bambino insegna all'Universo a essere un buon compagno di giochi, a essere clemente anziché crudele.

Quando mi ritirerò, due dei miei modi principali di muovermi nel mondo saranno cantare nelle case di cura, e fare giochi di magia per gli studenti delle elementari. E sono pronto, potete scommetterci. Ogni giorno che sto a casa vado al mio *Merryloft* a cantare e a esibirmi in giochi di prestigio. A poco a poco sto diventando un mago di tutto rispetto, che suscita stupore e meraviglia. In uno spettacolo per gli studenti del secondo anno, ho detto loro di chiamarmi "Mister Tom" oppure "Mister Fun" (Mister Divertimento, n.d.t.), nulla di più fantasioso. Sarò un Reverendo per tutti i miei giorni, ma sui biglietti da visita farò stampare "Mister Fun", quando andrò in pensione.

Così, amici miei, ricordate che siamo animali giocosi per natura. Siamo stati creati per fare chiasso, ridere e ballare, solo per il gusto e la voglia di farlo, e per il nostro bene. Siamo sulla terra (fra le altre cose) semplicemente per giocare e per essere contenti del nostro gioco; giocare senza avere in mente un "perché" o giocare contro un avversario, o con un traguardo da raggiungere., ma solo perché questa è la nostra natura. Siamo *homo ludens* – creature giocose, scherzose, che amano divertirsi. Se dimentichiamo questo dono che Dio ci ha dato, mettiamo in grande pericolo noi stessi e il cosmo.

In tarda età, Pablo Casals si svegliava tutte le mattine per suonare il pianoforte; non per mostrare la sua bravura (sebbene il suo talento fosse enorme), non semplicemente per mantenersi fisicamente e mentalmente attivo (sebbene anche questo fosse parte del rituale). La cosa più importante da osservare è che Casals suonava, perché tutti noi giochiamo per vivere, o è meglio dire che "viviamo per giocare?" Non è importante quale frase sia più corretta, perché la vita e la giocosità vanno di pari passo, dalla culla fino al sepolcro. -- 2 maggio 2010 Mission Viejo, California USA

"Mentre noi creature dimostriamo gioia ed entusiasmo, le nostre vite emanano divinità."

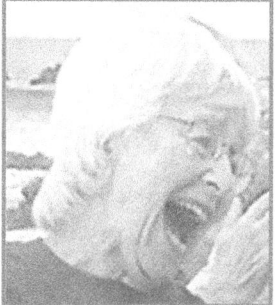

-- Rev. Tom Owens-Towle

La storia di Rick e di un Ph.D. quasi perduto
ovvero: Come la risata salvò il mio risultato accademico

Prefazione (JB):

A volte la risata può, spontaneamente e quasi inaspettatamente, trasformare un'atmosfera opprimente in qualcosa di decisamente più simpatico. Incontrai Rick nel 2008, in un campeggio per famiglie. Mi raccontò questa storia durante un workshop di Yoga della Risata, e gentilmente acconsentì a lasciarmela raccontare anche in questo libro. I nomi sono stati cambiati per proteggere gli innocenti – **e** (soprattutto) i colpevoli. "Non importa," mi ha detto Rick, "Se qualcuno coinvolto nella storia dovesse leggerla, sarebbe certamente in grado di riconoscersi nel racconto."

La storia di Rick:

'Vi è mai capitato di vivere uno di quei momenti in cui avresti preferito essere morto?

No, il concetto non è abbastanza forte. Quei momenti in cui semplicemente avresti preferito non essere mai esistito, in modo da non dover *mai* aver vissuto un'esperienza così terribile. Può darsi che vi sia capitato di essere presi in giro di fronte ai compagni di scuola; o che vi abbiano sorpresi mentre stavate rubando qualcosa nella dispensa, magari dopo aver solennemente promesso che non lo avreste fatto mai più; o ci sia stata una volta in cui, dopo aver chiesto qualcosa con le maniere più dolci, gentili , perfette e manipolative possibili – tali per cui eravate *assolutamente sicuri* che avreste ottenuto ciò che desideravate, qualcuno vi abbia detto: "Niente da fare, Rompiscatole!"

Uno di quei momenti in cui vorresti sprofondare in uno stato di non-esistenza, o semplicemente vorresti essere catapultato fuori dal mondo dell'esperienza.

Ho vissuto uno di questi spaventosi momenti, qualche anno fa.

La storia si svolge in una delle più importanti Università del Midwest, negli Stati Uniti d'America. Pensate all' Ohio, all' Illinois, o anche al Michigan – ok, siete nel posto giusto. Avevo impiegato sette anni a prepararmi per quel giorno fatidico: quattro per ottenere i prerequisiti accademici,   poi altri tre lavorando a questo progetto.

Si trattava ora di discutere la mia tesi di dottorato. L'argomento sembra ora irrilevante, ma basti dire che, in questo ambiente accademico, c'era una pressione fortissima a scavare molto a fondo nelle questioni che già erano state esaminate accuratamente, per arrivare a un concetto che fosse "nuovo", che si presentasse come una sfida intellettuale, ma, al tempo stesso, non fosse così sopra le righe da essere considerato come frivolo. Ma quanti modi potreste architettare per attirare l'attenzione degli intellettuali sulle "Tendenze pre-marxiste negli scritti giovanili di Charles Dickens" o sull' "Idealismo di Platone espresso o negato nel medio periodo di Kirkegaard"? Oltre al fatto che, naturalmente, la "nuova ottica" su un vecchio argomento potrebbe naturalmente contrapporsi alla "nuova ottica" che era stata proposta pochi anni prima da uno dei vostri colleghi nel settore.

E chi era lì per giudicare la mia "nuova proposta"? Gli stessi colleghi nel settore le cui proposte io stavo ora sfidando. Avevo paura di essere criticato. Era il terreno perfetto per un nervosismo fortissimo, travolgente, da capogiro.

Anni prima di quel fatidico giorno, mi era stato assegnato, come a tutti gli altri studenti, un tutor di facoltà che si presupponeva mi avrebbe fatto da mentore e sostenitore. Era suo compito specifico supervisionare il mio progetto, assicurarsi che avessi messo accuratamente tutti i puntini sulle "i" e, in caso contrario, orientare il mio corso perché avessi successo. In effetti, ero l'unico a essere stato affidato a un accademico acido, negativo e scontroso (ancora di ruolo), un anziano signore che, prudentemente, chiamerò "Professor Roccia."

Il Professor Roccia non dirigeva una dissertazione da anni. Ma vi garantisco che, fin dal Giorno Uno, il Professor Roccia conosceva l'argomento della mia tesi. (Mi piacerebbe aggiungere che era *lentissimo* nel darmi il suo feedback.)

Pochi minuti prima dell'ora fatidica, pieno di apprensione, varcai la soglia per fare il mio ingresso nella sala ove avrei discusso la mia tesi.

Era un locale semplice: sopra la testa c'era un impianto di luci fluorescenti. L'arredo era molto tradizionale, con soltanto un cenno a qualcosa che definiremmo "comfort." Probabilmente vi ricorda un luogo di esami, indottrinamento o lavaggio del cervello; una stanza per gli esami preparata apposta per indagini scrupolose prima della promozione – o della bocciatura.

Un singolo distributore d'acqua si trovava al centro di un tavolo di legno troppo pesante e sovradimensionato. I cubetti di ghiaccio in quella brocca erano appena sufficienti perché la sua parete esterna avesse una leggera patina di goccioline.
Chiunque si trovasse lì sarebbe stato troppo ansioso per toccare perfino il rubinetto.

Presto sarebbe venuto il momento di difendere la mia tesi. Gli altri presenti facevano parte del Comitato. I membri di questo Comitato erano lì apposta per fare domande sulla mia ricerca. Si supponeva che dessero suggerimenti, per aiutarmi a sostenere la mia tesi, e forse a proporre il mio lavoro al più opportuno mercato editoriale. Erano tutti Professori; per lo più di Lettere (il mio settore), e qualcuno di Filosofia. Alcuni erano di ruolo (il che vuol dire che il loro lavoro era abbastanza sicuro), ma parecchi non erano così fortunati – dovevano stare attenti a ciò che avrebbero detto e fatto, per non rovinare la propria carriera. Nei miei tre anni di lavoro su questa tesi, c'erano state due o tre sostituzioni in questo corpo di revisori. Di quelli presenti , cinque o sei erano esaminatori ufficiali – quelli che avrebbero giudicato il mio lavoro. Avevano il potere di dire che il lavoro era senza meriti e che io avrei dovuto andare "dietro la lavagna". Gli altri colleghi dovevano essere lì per trovare le mie idee meritevoli di commenti.

I miei colleghi erano seduti intorno al tavolo, dove l'acqua sarebbe rimasta intatta. Tutti aspettavamo l'arrivo del Professor Roccia, che era il Direttore designato della riunione. Si stava cominciando a scambiare un brandello di conversazione. Si trattava di una pura agonia, silenziosa.

Alla fine, il Professor Roccia entrò, chino su una pila di fotocopie e con qualche libro sotto il braccio. Davvero ricordo di aver preso un solo respiro.

Il Professor Roccia cominciò a distribuire il pacchetto di fotocopie agli esaminatori-giudicanti presenti. Nel suo ruolo di Direttore, il Professore richiamò all'ordine l'assemblea. Cominciò dicendo "Questo progetto è profondamente sbagliato, e lo è fin dalla sua idea di base."

Quello fu il momento fatale.

Ero sbalordito. Volevo essere invisibile, avrei voluto ridurmi a dimensioni subatomiche e subito precipitare attraverso le molecole del pavimento, perdendomi nelle viscere calde della terra. Avrei voluto scomparire del tutto. Cessare di esistere era il mio desiderio inestinguibile. L'annullamento totale della mia persona – dissolvermi nel Vuoto del Nulla – sembrava essere la miglior soluzione, infatti, il mio unico modo per uscire da questo momento intollerabile.

Il Professore aveva preso i termini chiave della mia tesi, li aveva ricercati nel dizionario, citandone l' "uso improprio" (fece questo nonostante, nel mio testo, più avanti, io avessi spiegato il significato di tutti i termini usati).

Tutti guardavano il Professor Roccia con nervosa incredulità. Era particolarmente snervante, non soltanto per me, ma anche per i giovani della facoltà (per amore delle relazioni fra di loro e per paura di perdere il posto – non volevano essere i primi a esporre la propria opinione, temendo di essere contraddetti o criticati).

Dentro di me mi dibattevo, mi agitavo, annegavo in un mare di confusione.

Disperatamente, i miei occhi si fissarono sul Professor Roccia. Ecco il mio Avvocato – colui che sarebbe dovuto essere il mio Eroe – e lui aveva lavorato, duramente e deliberatamente, per rovinare le mie prospettive. Era diventato un voltagabbana, un traditore, il mio Nemico.

La situazione era così assurda, la tensione mi riempiva a un punto tale… che cominciai a ridacchiare nervosamente.
In un primo momento, la stanza rimase nel silenzio assoluto, a parte i miei leggeri sussulti.

Poi, un giovane membro della facoltà, e poi pochi altri, cominciarono anch'essi a ridere nervosamente. Si unì alla nostra risata un docente esterno – uno arrivato, un'autorità riconosciuta da molto tempo, una persona molto stimata nel suo campo (che non temeva di rischiare la propria posizione).

Presto, tutti stavano ridendo per l'assurdità dell'intera faccenda.

Mentre la risata traboccava, lanciai un'occhiata in direzione del Professor Roccia.

Non stava ridendo.

Ben presto parve che non fosse più ostinato a controllare la situazione. In mezzo minuto le risate cessarono, e qualcuno suggerì di guardare il mio documento.

Il Professor Roccia non disse null'altro per le successive due ore. I pacchi di materiale che aveva preparato per ogni persona furono messi da parte. Nessuno li guardò per il resto della sessione. La mia discussione proseguì. Ci fu una conversazione educata. I colleghi evidenziarono i punti di forza del mio lavoro così come i punti di debolezza. Mi consigliarono dove andare dopo.
La riunione fu aggiornata.

Dopo circa una settimana seppi che avevo superato la prova.
Ricevetti il mio Ph.D.

Il Professor Roccia mi informò in seguito che avrebbe assistito alla mia cerimonia di laurea. Gli dissi "No, grazie."

Riguardando indietro a ciò che accadde in quello spaventoso, fatidico giorno, direi che, quando il Docente Parruccone aveva cominciato a ridere, aveva dato il permesso di ridere anche a tutti gli altri. E quando sentii gli altri ridere *con* me, compresi che non mi trovavo in un ambiente completamente ostile. Finalmente ero in grado di vedere il lato comico della situazione. Ridendo, provai un immediato senso di sollievo – dopo tutto, in un istante, tutte le mie paure di "qualcosa che potesse andar storta" si erano avverate: le cose non potevano andare peggio di così., perché la cosa peggiore possibile era appena accaduta.

Oggi sono un professore di ruolo ed esercito la mia professione con successo in un piccolo liceo di arti liberali (esattamente ciò che volevo). Sono conosciuto come il "Professore Divertente" – si ride molto alle mie lezioni. Ho anche ottenuto il punteggio più alto nel sondaggio "Do un Voto al mio Professore".

E' capitato che perdessi i miei contatti per molto tempo con il Professor Roccia. Sono stato poi informato che, dopo il mio "caso," non diede più nessuna consulenza per il dottorato.

E dovete sapere che sono davvero contento che non abbia partecipato alla mia cerimonia di laurea.

Conclusione (JB):
Rick si presentò al suo Giorno Fatidico con un pesante carico di paura, poiché era terrorizzato all'idea di subire un giudizio inflessibile e distruttivo – che coincideva esattamente con ciò che pensava di fare il suo Professore. Ma, quando tutti gli altri risero insieme, l'umore nella stanza si trasformò e diventò amichevole, al punto che le istanze del Professor Roccia semplicemente si dissolsero nel nulla, perché non ricevette alcun sostegno. L'esperienza della risata condivisa trasformò ciò che sembrava un incubo in un luogo dove "colleghi amichevoli offrono il proprio aiuto." E ciò è esattamente quello che dovrebbe essere.

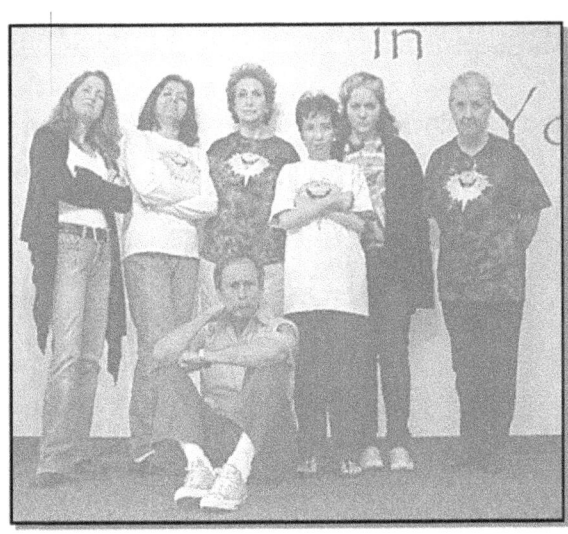

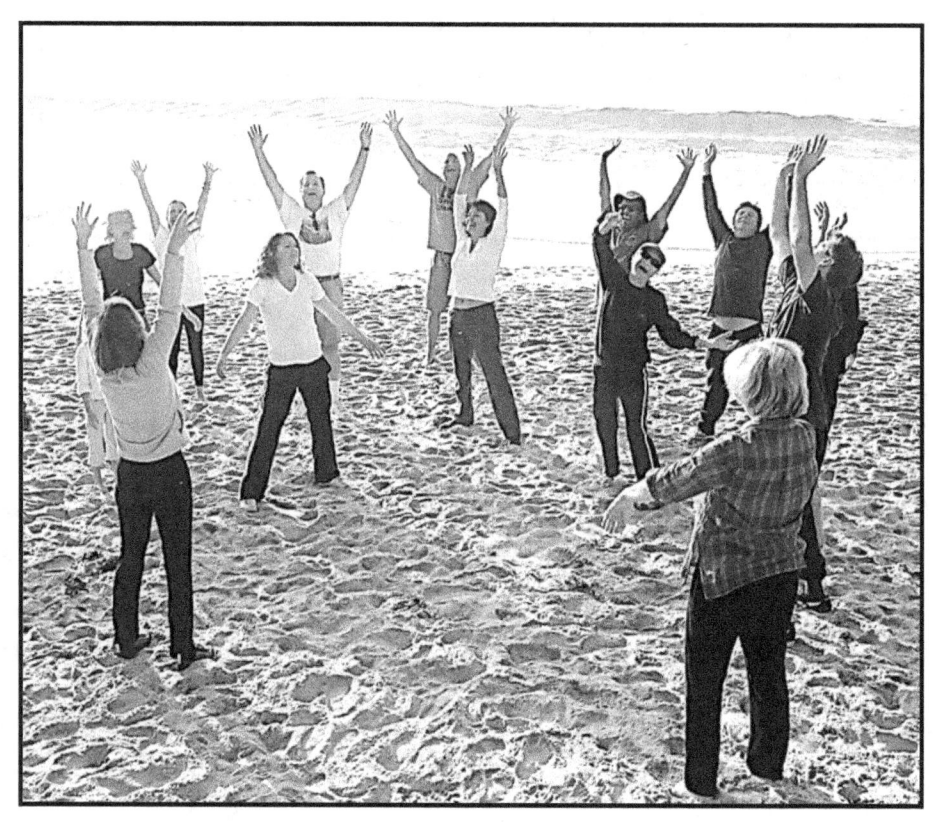

Ridere per la Salute, il Divertimento e l'Amicizia

I pazienti colpiti da ictus ottengono benefici miracolosi dalla terapia della risata

Una sintesi del Progetto di ricerca della Dr.ssa Gita Suraj-Narayan

LA RICERCA UKZN TROVA CHE RIDERE SIA UNA BUONA MEDICINA

(Sud Africa): Ridere può non essere il rimedio più scientifico ai dolori, ma un' accademica dell' UKZN ha dimostrato recentemente che "ridere è la miglior medicina", attraverso la sua ricerca e una serie di progetti.

La Dr.ssa Gita Suraj-Narayan è docente senior presso la Scuola di Lavoro Sociale e Sviluppo della Comunità, ha ottenuto la certificazione come Leader di Yoga della Risata dalla Dr. Kataria School of Laughter Yoga di Bangalore, in India, l'anno scorso, e ha seguito anche il corso per diventare insegnante presso la stessa scuola, in Svizzera, nel maggio di quest'anno.

La Dr.ssa Suraj-Narayan è stata ispirata dal fondatore dello Yoga della Risata, il Dr. Madan Kataria, a condurre una ricerca, per analizzare l'impatto biologico, psicologico e sociale della terapia della risata sui pazienti colpiti da ictus e per promuovere, nelle comunità rurali, lo Yoga della Risata, attraverso una ristrutturazione cognitiva, come forma di terapia alternativa.

Lo studio, incominciato nel settembre del 2008, comprende 120 sessioni di terapia della risata con varie tecniche, pranayama (esercizi di respirazione profonda) e ristrutturazione cognitiva, condotte su pazienti colpiti da ictus di età compresa tra i 40 e i 90 anni, nella Comunità di Cura Verulam Frail.

Inizialmente, alcuni pazienti guardavano alla terapia della risata con scetticismo. Tuttavia, alla loro quarta sessione, furono più ricettivi a questa forma di terapia, afferma la Dr.ssa Suraj-Narayan. Fra i risultati dello studio citiamo:

- Una riduzione della depressione post-ictus, derivante dal danno diretto ai centri emotivi del cervello, depressione che consiste di frustrazione e difficoltà di adattamento ai nuovi limiti. Fra gli effetti ci sono ansia, attacchi di panico, appiattimento (incapacità di esprimere le emozioni) e apatia, spesso caratterizzata da letargia, irritabilità, disturbi del sonno, abbassamento dei livelli di autostima, senso di isolamento.

- Maggiore mobilità e capacità di camminare senza aiuti.

- Il rilascio di endorfine, come risultato della risata, aiuta a ridurre l'intensità del dolore.

- In alcuni casi, la terapia della risata ha aiutato i pazienti a recuperare dal deficit cognitivo da ictus, che include disturbi di percezione, problemi di linguaggio, problemi di attenzione e di memoria.

- Miglioramento della comunicazione e delle relazioni tra il paziente e le altre persone che ricoprono un ruolo significativo.

"I pazienti colpiti da ictus hanno considerato la terapia della risata come un mezzo sicuro per superare i propri problemi. Hanno sviluppato zelo ed entusiasmo nel fare qualcosa per se stessi. Ai pazienti più anziani lo Yoga della Risata ha dato gioia interiore e una rinnovata consapevolezza nel dare un senso alla vita," sostiene la Dr.ssa Suraj-Narayan.

Osservando gli effetti positivi che la terapia della risata ha sui pazienti colpiti da ictus, la Dr.ssa Suraj-Narayan ha detto di aver sperimentato una "gioia super sensoriale" e un senso di appagamento, venendo a conoscenza del fatto che questa terapia ha avuto un'importanza notevole nella vita di persone particolarmente vulnerabili.

In un altro studio, l'anno scorso, la Dr.ssa Suraj-Narayan ha anche unito allo Yoga della Risata la ristrutturazione cognitiva con alcuni pazienti, a Phoenix, che soffrivano di stress, diabete, asma, depressione e ipertensione.

"Dopo averli sottoposti a terapia della risata per un periodo di quattro mesi, ho riscontrato, in alcuni pazienti, una riduzione dei livelli di stress, della depressione, del diabete e della pressione arteriosa. Poiché ridere migliora la capacità polmonare e i livelli di ossigeno nel sangue, diversi partecipanti hanno riscontrato una minor frequenza degli attacchi di asma e hanno dovuto ricorrere, in misura minore, all'uso dei nebulizzatori," ha riportato la Dr.ssa Suraj-Narayan.

Gli esercizi di risate, guidati dalla Dr.ssa Suraj-Narayan, stimolavano il muscolo cardiaco e la circolazione sanguigna in maniera equivalente a un qualunque esercizio aerobico standard. Secondo la Dr.ssa Suraj-Narayan, una risata addominale equivale a una sorta di "jogging interno". La risata fornisce un buon condizionamento cardiaco, specialmente per chi non è in grado di fare esercizio fisico.

"La terapia della risata può essere usata come trattamento supplementare per i pazienti che sono già in terapia per i loro disturbi. Non dovrebbe essere utilizzata come sostituto di un trattamento medico," sostiene la Dr.ssa Suraj-Narayan. La dottoressa ha in progetto di sviluppare un modello integrato di terapia della risata, che include momenti di pratica a livello individuale e di gruppo, da utilizzare nella Scuola di Lavoro Sociale e Sviluppo della Comunità, insieme con altre discipline correlate.

La Dr.ssa Suraj-Narayan ha scoperto che ridere è un mezzo eccellente per minimizzare gli impatti negativi degli attuali problemi che si incontrano nelle comunità rurali e urbane. Ha diretto molti progetti per la comunità usando la terapia della risata, con l'obiettivo di abbattere le barriere dell'isolamento sociale, della discriminazione, dell'oppressione e della depressione, e per esporre le persone a un metodo leggero, ma efficace, per aumentare la loro sensazione di benessere e ridurre lo stress.

La dottoressa sostiene che ridere incoraggia e responsabilizza la gente a partecipare attivamente alla cura della salute.

APPENDICE (da Dr.ssa Suraj-Narayan, 11/2009)

La maggior parte dei pazienti colpiti da ictus ricevevano una terapia limitata a causa dei problemi finanziari; erano dunque limitate le risorse per chi, sopravvissuto a un ictus, veniva dimesso dall'ospedale e immesso nuovamente nella comunità. Alcuni pazienti continuavano ad avere gravi difficoltà di linguaggio anche per molti anni, con le terapie tradizionali. Le famiglie non erano attrezzate per prendersi cura di loro e ciò aveva un impatto pesante sul loro stato di salute. Come effetto di tutto questo, le persone sopravvissute a ictus rimanevano disabili cronici – incapaci di camminare senza un aiuto, oppure bloccati su una sedia a rotelle, e continuavano a soffrire di afasia (difficoltà ad articolare le parole). La paralisi al lato destro del corpo indica che l'ictus ha colpito l'emisfero sinistro del cervello. Questo è il luogo dove si trova la maggior parte dei "centri del linguaggio". I pazienti hanno difficoltà a formulare una frase, a trovare le parole giuste, a mantenere la propria attenzione. I problemi di linguaggio si riscontrano in oltre un terzo della popolazione che sopravvive a un ictus al lato sinistro del cervello.

I pazienti perdono ogni speranza di recuperare le proprie capacità motorie e la possibilità di riprendere a parlare normalmente. Dopo aver condotto sessioni che combinavano la ristrutturazione cognitiva con lo Yoga della Risata, con pazienti colpiti da ictus, su base settimanale, per un periodo di un anno, ho ottenuto risultati miracolosi. La terapia della risata ha aiutato questi pazienti a riprendersi da deficit cognitivi derivati dalla malattia, ivi inclusi l'afasia e i disturbi dell'attenzione e della memoria. I pazienti sopravvissuti a un ictus possono ora comunicare con familiari, amici, personale di cura e perfino condurre alcuni esercizi con il proprio gruppo, usando frasi guida, e le loro voci sono forti e chiare.

Dopo le sessioni, i pazienti hanno sperimentato un miglioramento della mobilità. Hanno anche mostrato un recupero miracoloso quando hanno incominciato a camminare senza sostegni. Erano estasiati della propria capacità motoria, perché la maggior parte di loro era convinta che, se non si recupera entro i primi sei mesi dopo l'evento invalidante, si è condannati a vita. Invece, quello che sperimentarono fu una benedizione. Un paziente che non poteva camminare senza un tutore, durante una sessione, si alzò in piedi e percorse a piedi, per quattro volte, la sala, senza bisogno di aiuto. Fu davvero un miracolo.

Per ulteriori informazioni consultate il link:
http://www.ukzn.ac.za/UKZNonline/V3/17/s16.html

La Dr.ssa Suraj-Narayan conclude:

Ho un dottorato in filosofia della facoltà di scienze della salute e ho praticato lavoro sociale e sviluppo della comunità come terapeuta, accademica, e ricercatrice per 30 anni.

I pazienti colpiti da ictus erano 20.

La prima ricerca ha avuto specifici assesment ecometrici – nell'analisi si sono usati i formati SPSS.

Il 100% dei partecipanti ha mostrato una riduzione significativa dei livelli di stress e della depressione, durante il periodo post-test, dopo essere stati sottoposti a terapia della risata (il confronto è stato fatto con i valori pre-test, quando i partecipanti non praticavano ancora tale terapia).

Il 90% dei partecipanti ha mostrato una riduzione significativa nella pressione arteriosa e una riduzione nei livelli di glucosio nel sangue, durante il periodo post-test, dopo aver praticato la terapia della risata (il confronto è stato fatto con i valori pre-test, quando i partecipanti non praticavano ancora tale terapia).

"E' stata una benedizione, è stato un miracolo."
-- Dr.ssa Gita Suraj-Narayan

Dichiarazione personale della Dr.ssa Suraj-Narayan

Una delle peggiori tragedie umane del ventunesimo secolo è l'aumento della sofferenza e del dolore che sembrano inghiottire la nostra vita presente; di conseguenza, ridiamo pochissimo (o meglio, abbiamo dimenticato come si fa a ridere). Ho sempre creduto che uno dei più importanti investimenti nella vita non consista nel raggiungimento di traguardi materiali, ma nello sradicare la sofferenza umana, e questo è il modo migliore e più piacevole per farlo: l'applicazione della risata terapeutica che riscalda il cuore. Se puoi reggere una candela per illuminare il cammino di un'altra persona, illuminerai anche il tuo.

Con il nostro programma per i pazienti sopravvissuti a un ictus, ero eccitata dalla partecipazione entusiasta che siamo riusciti a ottenere, nonostante l'iniziale scetticismo dei partecipanti. Alla terza sessione, tutti aspettavano l'appuntamento successivo con grande zelo ed entusiasmo. Fin dall'inizio della malattia, i partecipanti erano pessimisti e depressi. Ma una volta che incominciarono a partecipare alle sessioni di Yoga della Risata e all'intera terapia, ritrovarono un rinnovato senso di sé e il gusto per la vita.

Aspettavano le sessioni di risate come il momento più emozionante della settimana. Anche i pazienti più fragili (quelli che a malapena riuscivano a reggere la testa, o quelli che dovevano essere legati alla sedia a rotelle per non cadere) facevano di tutto, anche saltare la colazione, pur di partecipare alle sessioni di Yoga della Risata.

Ma la mia gioia più grande fu quando i pazienti che erano stati etichettati come "causa persa" – alcuni si trovavano in queste terribili condizioni da 6 anni - furono capaci di sollevare il capo, di ruotare i polsi, di camminare, di stare in piedi, di far valere i propri diritti, di festeggiare la gioia della vita – attraverso la risata. Osservare il loro sguardo e la gioia assoluta sui volti dei loro familiari, dei loro badanti e dei loro amici è una di quelle esperienze che io definisco "gioia soprannaturale" – un sentimento difficile da esprimere a parole.

Questi "miracoli" davvero hanno portato un senso di meraviglia e di gratitudine profonda nella mia vita. Questo è il tipo di effetto terapeutico che, come professionista e insegnante di Yoga della Risata, è sempre nella mia vision per la trasformazione di se stessi e del mondo, e sogno costantemente di raggiungere un livello più alto di consapevolezza. Questa esperienza mi ha insegnato che dobbiamo avere la capacità di guarire se abbiamo fede salda, compassione e amore incondizionato, uniti al desidero di fare la differenza nella vita di chi è vulnerabile e svantaggiato.

Ho ispirato la mia famiglia con questa filosofia di aiutare a porre fine all'umana sofferenza. Come madre, lo Yoga della Risata mi ha aiutata a inculcare certi valori di base nei miei figli Bhupendra e Sheroma. "Se puoi dare a tuo figlio o a tua figlia un solo regalo, che sia una risata." Mia figlia è ora una insegnante di risate e dirige il Rainbow Laughter Institute (Istituto di Risate Arcobaleno) a Durban, Kwa-Zulu Natal, Sud Africa.

In quanto professore universitario , terapeuta, ricercatrice e insegnante, desidero soltanto che ogni modalità terapeutica, che includa un approccio olistico, sia così efficace e gioiosa da mettere in pratica, così come lo è lo Yoga della Risata.

"Desidero soltanto che ogni modalità terapeutica... sia efficace e gioiosa da mettere in pratica così come lo è lo Yoga della Risata."
-- Dr.ssa Gita Suraj-Narayan

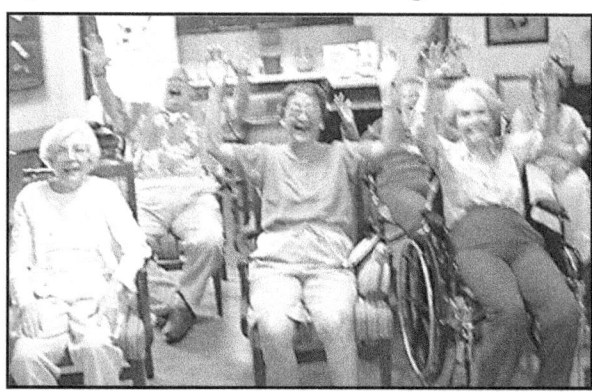

Yoga della Risata e salute mentale

Osservazioni sui benefici terapeutici della risata incondizionata

di Peggy Tileston, MA, MT-BC, CMS
The Horsham Clinic (Ambler, Pennsylvania, USA)

Ho tenuto sessioni di Yoga della Risata in un centro per la cura di adolescenti e donne con disturbi dell'alimentazione, e su una unità di un ospedale psichiatrico, dove erano ricoverati adulti con malattie acute.

Avevo già coordinato gruppi di psicoterapia e benessere in entrambi i luoghi, quindi già mi conoscevano.

Decisi di condurre sessioni di Yoga della Risata dopo aver fatto un test su un unico esercizio – ridere sulle vocali – e dopo aver visto sprigionarsi una buona energia positiva attraverso la risata e la leggerezza.

Man mano che conducevo le sessioni, vedevo una profonda differenza che si creava, in breve tempo, nella vita dei miei clienti, con lo Yoga della Risata.

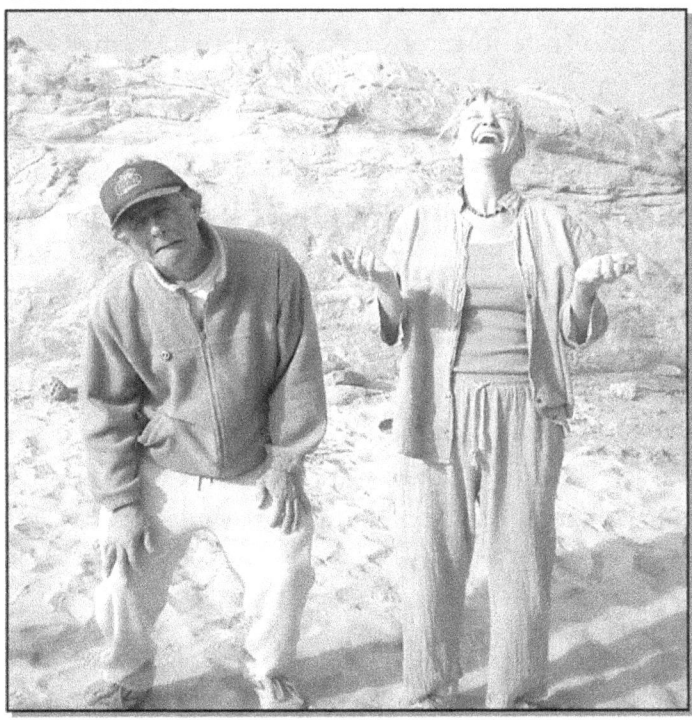

Le donne che, prima, erano emotivamente bloccate all'idea di farsi vedere mentre ridevano e avevano paura di sembrare stupide, ora si lasciavano andare.

I pazienti depressi, isolati e sottoposti a iper-medicalizzazione ridevano e si scatenavano, incuranti dei loro problemi e dei loro trattamenti farmacologici.

Questa è davvero roba potente! Ha dato alla gente la libertà di esplorare e di "trovare la propria voce" , mentre, un tempo, avevano troppa paura di esprimere la propria verità (parlare gibberish è uno strumento efficacissimo per questo). Ha aiutato le persone che stavano attraversando un periodo molto buio, ricordando che loro valgono più del loro stress negativo. Mi ha aiutato, in quanto loro terapeuta, ad assumere concetti del tipo "il dolore è inevitabile, ma la sofferenza è un'opzione" , oppure "la gioia è una scelta di vita", a un livello viscerale di esperienza.

Nelle sessioni, spesso si raccoglieva materiale prezioso, e successivamente potevamo elaborarlo. Citerò qualche esempio. "Da quando mio fratello è morto, non ho più permesso a me stesso di ridere" oppure "Ho avuto problemi perché avevo l'abitudine di nascondermi dietro una maschera e non sapevo come sentirmi" o ancora "Non posso essere felice perché..."

Ho un consiglio da suggerire: lavorare con persone psicologicamente sensibili richiede uno sforzo maggiore da parte di noi leader – ci sono state molte occasioni, durante una sessione di Yoga della Risata, in cui ho dovuto usare le mie abilità e la mia esperienza di terapeuta. Se il Leader non è un terapeuta, suggerisco che sia presente un medico o un counselor. La sola popolazione psichiatrica cui *non* proporrei lo Yoga della Risata è quella costituita da schizofrenici o paranoici.

"[Ridere] aiuta quelli che stanno attraversando un periodo molto buio, ricordando che loro valgono molto più del loro angoscia."
-- Peggy Tileston [ptileston@verizon.net]

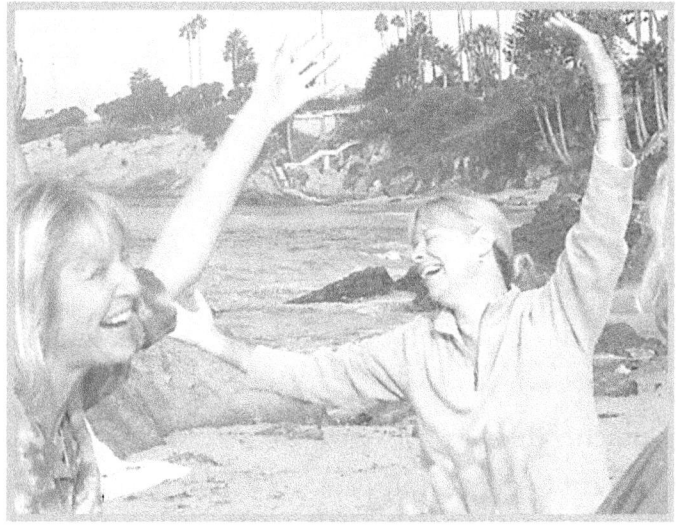

Postfazione

Jeffrey Briar

La Rivoluzione della Risata è in atto e si sta rivelando in una miriade di modi unici e deliziosi.

Quando era giovane, Patch Adams si ammalò gravemente e tentò più volte il suicidio. Guarì grazie alla sua decisione, nata dalla gratitudine per la vita che gli restava, che non avrebbe più avuto nessun altro giorno noioso o ingrato. Abbracciò uno stile di vita in cui lui aveva il ruolo di un personaggio buffo e giocoso che aveva "combattuto diecimila battaglie" e portato la gioia a milioni di persone (compreso se stesso).

Qualche decennio dopo, un medico, in India, inventò un sistema per cui la gente potesse ridere in abbondanza, a piacimento, per ottenere dalla risata benefici per la propria salute, senza bisogno di fare affidamento sull'umorismo – la risata come forma di esercizio. Ora ci sono migliaia di Club della Risata che si incontrano regolarmente in tutto il mondo. E dove si incontrano, i livelli di amicizia aumentano – e i livelli di solitudine e depressione si abbassano.

Anche più recentemente, un giovane, cui era stata diagnosticata una malattia potenzialmente mortale, ha trovato sollievo nella leggerezza del cuore e nella risata – insieme con l'accettazione delle sue lacrime, ben giustificate.

I campioni di risate condividono il loro messaggio in molte forme, e in molti luoghi: dal pulpito di una chiesa ai parchi pubblici, dagli ospedali alle università. Non importa come si ottenga, la risata fa bene a noi e a tutti coloro che appartengono al nostro mondo.

Vi succede qualcosa quando vi circondate di persone che ridono, che ridono di cuore, ogni giorno. Cambiate come individui, e cambiate come espressione del vostro contributo al mondo. Visitate il Club della Risata dell'autore a Laguna Beach (www.JoyfulB.com) o uno delle centinaia di club in India, e vedrete gli effetti di una ilarità cordiale praticata quotidianamente. Fermatevi e ridete con loro per una settimana e lo sperimenterete da voi. Potete consentire alla risata di rinvigorire la vostra vita e sarete anche in buona compagnia.

Tutti questi Rivoluzionari della Risata condividono un obiettivo simile: portare pace e gioia alla nostra anima, e alle anime degli altri.

Unitevi a noi. Non scherziamo quando diciamo "Sempre di più, sempre più felici."

Il mondo può usare qualche buona risata
Siamo di aiuto agli altri.

-- Jeffrey Briar
Laguna Beach, California USA Aprile 2011

"Se vuoi essere felice per un'ora: prenditi un gelato.
Se vuoi essere felice per un giorno: vai a un picnic.
Se vuoi essere felice per un mese: sposati.
Se vuoi essere felice per sempre: aiuta gli altri."
-- Madhuri Kataria

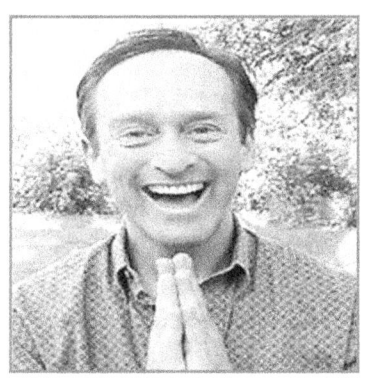

I Rivoluzionari della Risata – Salvare il mondo con l'ilarità

Tradotto dall'inglese da Loretta Bert

ISBN 978-1511591249

Creative Arts Press   Laguna Beach, California USA

www.ingramcontent.com/pod-product-compliance
Lightning Source LLC
Chambersburg PA
CBHW080257290526
45790CB00005B/1842